長引く痛みの原因は、血管が9割

奥野祐次

ワニブックス
|PLUS|新書

はじめに

「痛みがあってお医者さんに行ったけど、何もしてもらえなかった」
「痛みの原因を知りたいのに、はっきり説明してくれない」
「なんとなく湿布や痛み止めをくれるけれども、あまり効かない」

みなさんは、病院に行ってこんな体験をしたことがありませんか？　病院で診てもらってもあまり満足のいく説明をされずに帰ったことがある人も多いかもしれません。

腰や肩の痛み、首やひざ、ひじの痛みなど、関節の痛みで困っている人はたくさんいます。それも数日間で治まる短い痛みでなく、数か月から数年続くような「長引く痛み」です。そして、多くの人が病院で満足な治療を受けられずにいるか、あるいは病院に行っても無駄とあきらめているかどちらかです。

長引く痛みは、とてもつらい症状です。今、体のどこかに長引く痛みを抱えている人は、それが切実にわかると思います。そのような痛みを抱えていない人も、「いつ取れるかわからない痛み」が自分の体のどこかにあると考えてみてください。場所はどこでもいいです。とにかく「いつ取れるかわからない痛み」です。「いつ取れるかわからない」というだけで、憂鬱な気分になるのがわかると思います。

そんなとき、病院で「それでは今からあなたの痛みの原因をとり除きましょう」と言われて、スッと治してもらえたらどんなにうれしいでしょうか。「いつ取れるかわからない」という暗い気持ちから一瞬にして解放されて、心がパッと晴れやかになることでしょう。病院とは、そうあってほしいと思いませんか?

ですが現在、私がこの文章を書いているこの瞬間は、病院はそうなってはいません。どちらかというと病院はあてにされていないのかもしれません。ある調査によると、長引く痛みを抱えている人の半数以上は病院ではなくマッサージや整骨院に行くとされています。マッサージや整骨院であれば、まだ多少なりとも何かしてくれる、そういう気持ちの表れでしょうか。

なぜこんなことになってしまったのでしょう？

この本を手に取った読者の方も、痛みの診療についてのさまざまな疑問をお持ちかもしれません。この本の最初の部分では、みなさんが抱えている疑問に答えていきながら、病院での痛みの治療の「問題点」を書いていくことから始めたいと思います。

現在、私は都内の病院で医師として勤務しています。「血管」に着目して長引く痛みを治療するという少し変わった診療をしていて、近隣だけでなく全国から患者さんがいらしています。

慶應義塾大学医学部を卒業して医師になったはじめの頃は、「長引く痛み」を専門にしていませんでした。当時は、がん治療を専門にしていました。ところが、がん治療に携わる中で、血管と痛みが非常に深い関係にあることに気づきました。そして大学院での研究を経て、がんに限らず長引く痛みを持つ患者さんを診療するようになったのです。

本書は、これまで原因が解明されてこなかった「長引く痛み」を全く新しい視点から治すことを試みています。同時に、人間の体や医療の考え方などさまざまな内容に触れています。「長引く痛み」に苦しんでいる人はもちろん、現在痛みを持っていない方もきっと興味をもって読んでいただけるものと思います。

本書が少しでもみなさんのお役に立てることを願っています。

目次

第2章 モヤモヤ血管の正体とは？……53

自分でできる治療法

第1章

「長引く痛み」診療の現在

こんなに痛いのに「異常なし」!?

Q1

半年くらい腰の痛みがあって病院を受診したのですが、「レントゲンでは異常ありません」と言われて湿布を出されました。湿布を貼っても、痛みはあまり変わりません。こんなに痛いのに異常がないなんてこと、あるのでしょうか?

読者の方でもこのような体験をされた方も多いのではないでしょうか。

痛みの原因はレントゲンでは見えません。ですからレントゲンで異常がなくても痛いということはありますし、逆にレントゲンで異常があっても痛くない場合もあります。

レントゲンは骨の変化を見ます。骨の変化は痛みとは関係がないことがすでに証明され、ほとんどのお医者さんが同意しています。これについては追ってご説明します。

さて、ここで問題なのは、骨の変化は痛みとは関係ないというのがわかっているのにもかかわらず、「レントゲンを撮って、湿布を出しておしまい!」というお医者さんがあまりにも多いことです。レントゲンという関係ない検査をして、そして湿布という効きもしないものを出しています。湿布には一定の科学的な根拠がありますが、少なくともこの質問者の方には効いていません。これでは何もしていないのも同然です。お医者さんも内心では「これでは治らないだろうな」と思いながら診療しているのです。言葉は悪いですが、これはまるで茶番劇のようなものです。

そして驚くべきことに、このような茶番劇のような診察は全国のいたるところでおこなわれています。日本で一番売れている湿布の年間の売り上げは、薬全体の売り上げランキングで5位に入っており（2009年、2012年）、高血圧の薬にも劣らないのです。また、長引く痛みを持っている人へのアンケートでは、6割以上が「対症療法でなく、痛みの原因を治療してほしい」と答えています。つまり病院に行った人の多くが対症療法しかしてもらえなかったと感じているということです。これでは「病院に行っても痛みはちっとも良くならない」と言われても仕方がありません。

では私たちはどうしたらいいのでしょうか。

答えはこの本を読み進めていくとわかります。あなたの痛みには必ず原因があります。そしてその原因を取り去ればあなたの痛みは必ず治ります。

実は痛みとは関係がない「レントゲン検査」

レントゲンでは痛みの原因は見えません。レントゲンで見えないというのはどういうことかと言うと、「レントゲンの結果は痛み症状と関係しない」ということです。

ちょっと例を出してみましょう。2006年に東京大学がおこなった研究からのデータです。東京都と和歌山県の人たちを対象にレントゲン検査をして、その結果と痛み症状との関係を調べました。するとレントゲンでひざに異常がある（変形している）人のうち、実際に痛みがあった人は3分の1でした［1］。残りの約3分の2の人はレントゲンでひざに異常があっても痛くなかったことになります。ひざだけでなく腰でも同じように、レントゲンで異常のある人の中で痛みを訴える人は3分の1だけでした［2］。

反対に痛みがある人のうちどれくらいの人がレントゲンで異常があるのでしょうか？　2000年に報告されたアメリカの研究では、ひざに痛みのある人1000人にレントゲンを撮影したところ、はっきりとした異常（しっかりした変形）が見つかった人は15%でした［3］。残りの85%の人は、レントゲンでは正常だけれども痛いということになります。

これらの研究データを見てみると、「こんなに痛いのにレントゲンで異常がない」ということは、よくあることだとわかると思います。

特に、この本のテーマである「長引く痛み」に関して言えば、レントゲン検査は役に立たないのです。

「長引く痛み」って何？

あまり知られていませんが、痛みには２種類あります。普通の痛みと「長引く痛み」です。

画びょうを踏んだり、タンスに小指をぶつけたりしたときの痛みは、普通の痛みです。そのときは痛くても、せいぜい数日で良くなります。食あたりになっておなかが痛い。これも普通の痛みです。骨折や打撲をしたときの痛みも、やはり普通の痛みに分類されます。このような痛みは非常に強い痛みとなることもありますが、「長引く痛み」とは別のものです。

「長引く痛み」とは、3か月以上続く痛みのことを言います。みなさんの周りにしょっちゅう腰痛で困っている人はいませんか？　去年も腰が痛いと言っていて、今年も痛い。五十肩もそうです。もうかれこれ2年以上肩が痛いという人もたくさんいらっしゃいます。そのような痛みは「長引く痛み」です。

また、気圧が低いとひざが痛くなるとか、寒くなると古傷がうずくとか、それらの痛みもやはり「長引く痛み」です。ほかには肩こりや頭痛があります。仕事を長時間していると肩が重くなってくる、スマホやパソコンが普及してそういう人も増えています。あるいはむち打ちというものもあります。交通事故から1年以上たっているのに首の痛みがとれない。これも「長引く痛み」です。またスポーツや仕事での一定の動作の繰り返しによる痛みもあります。ゴルフをして肩が痛い、ランニングをしてかかとが痛い、仕事で重いものを運んでいて手首が痛いなど。これらも「長引く痛み」と言えるでしょう。本書では3か月以上続く痛みで、特に腰、肩、首、ひざ、手、足などの体を動かす場所の痛みを「長引く痛み」と呼ぶことにします。

モニターばかり見るお医者さん

Q2　先日、ひざが痛くて病院に行ったのですが、診てくれた医師がモニターをにらんでばかりで、私のひざを触ったりせず、目も向けていませんでした。モニターはそんなに重要なのでしょうか？

ちっとも重要ではありません。もしあなたが長引く痛みで病院に行き、お医者さんに初めて診てもらうにもかかわらず、その医師があなたのほうをほとんど見ず、体を見たり触ったりしないのであれば、痛みについてはあまり理解のないドクターだと思ったほうがいいと思います。診察室のモニターにはレントゲン写真やＭＲＩの検査結果が表示されていたのだと思いますが、これらは痛みの原因を必ずしも映してくれません。それよりも患者さんの様子や痛い場所を見ること（視診）、痛い場所に触れること（触診）のほうがより多くの情報をもたらしてくれるのです。また医師が患者さんの目を見て患者さんの話に耳を傾けることも、長引く痛みの治療には欠かせません。

ここ10年くらいで病院の診察室も様変わりしてきました。以前は紙のカルテに医師がミミズのような変な線を描いていて、本人以外はほとんど読めませんでした。レントゲンはシャーカステンという蛍光灯に照らして診ていました。今は電子カルテになり、レントゲンや心電図、採血などの検査結果はすべてパソコン上で見ることができます。診察室にモニターがふたつも3つもあるのが当たり前になりました。テクノロジーの進歩が見て取れる、一見するとそうかもしれません。

しかし、こと長引く痛みの診療に関しては、患者さんの満足度は上がっていません。むしろ後述するように満足度は低いままなのです。

モニターが増えた結果として何が起きたかというと、医師が患者さんと向き合う時間が減りました。キーボードにかじりつき、モニターをにらんでばかりです。またCTやMRIが簡単に撮影できるようになり、そればかり見る時間が増えましたが、いくらモニター画面を長く見ていても、患者さんにとっては「十分に診てもらった」という体験にはならないでしょう。さらに悪いことに、長引く痛みの原因はこれらの画像には映らない場合も多く、また映っていても見逃されていることが多いのです。

あなただけではない！ 大勢の人が抱えている「長引く痛み」

Q3 数年前から肩の痛みがあり、病院や整骨院に通いましたが思うように改善せず、最近はあきらめて何もしていません。私のようなケースは珍しいのでしょうか？

いいえ、珍しくありません。むしろ多くの人があなたと同じように長引く痛みを抱えています。

2010年にインターネット上で約5万人を対象に調査した大規模なアンケートの研究結果が発表されました[4]。これは痛み研究の第一人者の先生方7人が集まって調査したものですから、かなり信頼がおけるものです。このアンケート研究によると、全成人の22・5%が「長引く痛み」で困っているということがわかりました。日本全体でみると、実に2300万人以上が今この瞬間にも長引く痛みを持っているということになります。ですからあなたは珍しくありません。実際には同じような方がたくさんいます。

そしてこのアンケート研究では、さらに突っ込んだ調査をしています。それらの長引く痛みを持つ人に「病院での治療であなたの痛みは満足いく程度に改善されましたか?」と尋ねたところ、実に70%以上の人が「いいえ/変わりませんでした」と答えたとされています（腰痛71%、手足の関節痛73・4%）。これは実に驚くべき数字です。でも実際に長引く痛みで困った経験のある人からすると、あまり驚きではないのかもしれません。私が市民講座などでこの話をすると、驚きの声よりも「やっぱりね～」といった声が会場からいつも聞こえます。

お医者さんによって言うことがバラバラ

Q4 **半年以上続くひざの痛みで困っています。A病院ではレントゲンを撮られて「軽い炎症だから湿布で治る」と言われました。しばらくしても治らないのでB病院に行ったところ「筋肉が弱いから痛い」と言われて筋トレをすすめられました。それでも良くならないので、Cクリニックに行ったところ「タバコが原因」と言われ禁煙しました。D病院では「関節の潤滑油がないから痛い」と言われ注射を何本かしましたが改善**

せず、E病院では「ストレスの問題」と言われました。一体どれが正しいのでしょうか？

どれも正しくありません。なぜなら正しければすでに痛みが取れているからです。これらの治療がどれも全く効き目がないと言っているわけではありません。これらはもちろん効果を発揮することが多々あります。ですが今まで治療を受けてきて痛みが取れていないのであれば、あなたの痛みに対しては効き目がないのだと思います。

そもそもよく考えてほしいのは、なぜこんなにもお医者さんによって言うことがバラバラなのかということです。同じ人を診察しているにもかかわらず原因の説明が一致せずバラバラとはおかしくありませんか？

答えは単純です。長引く痛みの原因がまだ解明されていないからです。「これだけ医学が進んでいるのに、いまだになぜ痛いかわからない!?　そんなことあるの？」と思われるかもしれませんね。でも実際にそうなのです。だからこそ、いろいろな「原因説」があり、その説に基づいたいろいろな治療法が世にはびこっているのです。

実は進歩していない？ 「長引く痛み」の医学

医学は進歩しています。ですが、進歩の具合は分野によってまちまちです。ここ5年間で大幅な進歩を遂げて検査方法や治療法が全く様変わりしている分野もあれば、20年も30年も大きな変化がなく本質的な進歩のない分野もあります。

ある病気に対する医療がどれほど進歩しているか、その病気の理解がどれほど進んでいるかを知るにはどうしたらよいでしょうか。

その答えは、実は簡単です。その病気の治療法の数を数えればよいのです。原因が解明され治療法が確立されている病気は、治療方法がひとつかふたつしかありません。原因がはっきりしているので、その治療法も非常にクリアなのです。

反対に治療法があれもこれもたくさんあるような病気は、原因が解明されていないため、さまざまな憶測や仮説が存在していて、さまざまな治療法が世にはびこる状態になっています。この場合はその病気への理解が進んでおらず、治療方法が確立されていないことを示しているのです。

「痛みに効果がある」と謳っている治療法だけでもどれほどあるでしょうか？ 飲み薬、湿布、注射、鍼、お灸、マッサージ、カイロプラクティック、減量、心理療法、温泉療法、ストレッチ、筋トレ、電気、指圧、磁気、気功……などなど。

もし長引く痛みの原因が解明され、「これが長引く痛みの原因だ」ということがはっきりして、その原因を取り去ることで必ず痛みが改善するんだということがわかったら、たくさんの理論や治療法がひしめき合うことはなくなります。逆に言うと、いろいろな治療法が世にあるということは、それだけ決定的な治療法が確立されていないということなのです。

今までの「長引く痛み」の診療で一番の問題だったのは、「あなたはこうだから痛いのですよ、でもいつかには痛みが取れますよ」とか「今から痛みの原因を取り除きますね」ということを医療者が言えないことにあるのです。原因が特定していないので断言できません。ですから患者さんには「いつになったら痛みが取れるのかしら」という疑問が残されます。それを答えてくれる人がいない。これが一番の問題なのです。

延々と出される痛み止め

Q5

痛みのために薬を飲み始めて1年以上経ちます。薬の種類も増え、強さも増しているみたいです。これはもうやめられないのでしょうか？

誰でも普段飲む薬は少ないほうがいいですよね。大丈夫です。痛み止めはやめられます。適切に原因を治療すれば、どんなに長く続いていた痛みでも非常に速やかに取れるのです。たとえ4、5年痛くても、あるいは15年、20年痛くても、その「長引く痛み」の原因を取ってあげると、あっけなく痛みは改善します。今までに何人ものような方々を見てきました。ですからまずは自分の痛みにはちゃんと原因がある、そしてそれを治療すれば薬はやめられるということを知っておいてください。

痛み止めとして今最も使われている薬は、「ＮＳＡＩＤｓ」と呼ばれるものです。正式名称は「非ステロイド性抗炎症薬」と言います。この薬は炎症を軽減させるもので、体の中で炎症が起きたときに生じる反応をストップしてくれます。

ところがこの薬を飲むと胃の粘膜が荒れてしまいます。それもかなりの頻度で。こんな研究があります。健康な人に胃カメラの検査をしてあらかじめ胃が荒れていないことを確認してから、ふたつのグループに分けて、一方はただの粉薬を飲み、もう一方のグループは痛み止めを４週間飲んでもらい、４週間後に再度胃カメラで調べました。すると、ただの粉薬を飲んだ人は当然胃に変化がなかったのに対して、痛み止めを飲んだ人は62・８％の人が胃の表面が荒れて「ただれ」が生じていました。しかも、痛み止めを飲んでいるために、「ただれ」による痛みを感じておらず、特に自覚症状はなかったということです。

このように痛み止めには胃が荒れてしまうという副作用があります。それだけでなく、腎臓の機能を悪化させます。また心臓や血管系の病気になるリスクも高まります。

このことはもちろんお医者さんは誰もが知っています。ですが、それでも質問の方のように痛み止めを１年以上も処方され飲んでいる人も珍しくありません。痛みの治療がそれだけ「行き詰まっている」証拠なのかもしれません。

わからなかったら「ストレス」のせい

さて、最近では痛み止めといってもいろいろな種類が出ています。

胃が荒れるのを避けるために、胃に負担の少ない薬が開発されたり、あるいは炎症を抑えるのではなく神経の伝達をブロックするような薬も処方されるようになってきました。また「抗うつ剤」も痛み止めとして処方されていて、一定の効果を挙げています。痛みの治療においても精神的なアプローチや脳へのアプローチが重要であることがわかってきました。本書の後半でもこのことは触れていきます。

しかし、一方で困った風潮があります。それは「長引く痛み」をストレスのせいにしてしまうというものです。

先日、ある患者さんが私の外来に来ました。中国からの留学生で20歳の女性です。日本で勉強をしながら働いているのだそうです。ところが半年前から右ひざが痛くなり、仕事を休むようになりました。仕事を休まれては困る、ということでオーナーの人がいくつか整形外科を受診させたようですが、レントゲンでも異常なし、ＭＲＩでも異常なし、ということで原因がわからないと言われたそうです。ちなみにＭＲＩとは、磁気を利用して体の中を輪切りにした画像を撮影する機械を使って、ひざの半月板や軟骨などを含めたさまざまな場所を観察するための精密検査のことです。

整形外科のお医者さんもオーナーも首をかしげ、出した結論が「仕事がやりたくないから痛いと言っているのではないか」ということでした。ある整形外科のお医者さんも「ストレスで痛いのかもしれません。きっと国に帰られたら治るでしょう」とも言われたそうです。それでいくつかの病院を回ったあとで私のところに来ました。

レントゲンやＭＲＩで異常がなくても、痛みの原因は見つかります。この女性の場合はひざの前のほうにある「膝蓋下脂肪体《しつがいかしぼうたい》」という脂肪のクッションの中に痛みの原因がありました。それで私のところで治療をして、１か月くらいでほとんど痛みがない程度に回復したのです。

結果的には痛みが取れて良かったのですが、この患者さんのようにストレスのせいにされてしまい、痛いことが理解されないで苦しんでいる人はたくさんいます。お医者さんも「ストレスのせい」という言葉を頻繁に使うようになっています。

私は、これは非常に良くない傾向だと感じています。まだ長引く痛みの原因すら解明していないのにもかかわらず、ストレスのせいにしてしまうのは時期尚早に感じるからです。実際にそのように「ストレスのせいだ」と診断されてしまった方の中には、本当は原因があって、きちんと「治すことができる」方がたくさんいるのです。

「あなたの痛みはストレスから来ています」というのは便利なフレーズです。ストレスがあると言われれば、誰もが思い当たるからです。情報化社会でスマホやパソコンが当たり前になって、自然とは隔離されたオフィスなどで生活し、家族のため、会社のため、上司のため……さまざまなプレッシャーに耐えなければいけない。多くの人がそんな生活を送っています。「ストレスありませんか？」と聞かれたら誰もがあると答えるでしょう。その中で「ストレスが原因なので、ストレスを減らしましょう」なんて言って、いったいどうすればいいのでしょうか。

私はストレスを減らさなくても痛みが取れる例を多く見てきました。だから断言できますが、痛みを治すのにストレスを減らそうとする必要はありません。もちろん後半で紹介するように一部の痛み、特に腰痛の慢性化にはストレスが大きく関与しているのも事実です。しかしそれ以外の多くの痛みはストレスを減らさなくても良くなります。

さらに言うと、本当にストレスに目を向けるなら、その人の実際の生活ぶりを聞き出す必要があります。

「最近、住んでいる環境が変わったとか、人付き合いが変わったとか、親しい人を亡くしたとか、そういうことはありますか？」とかそういうならまだわかります。主婦の方で、今までは日中は独りで気楽だったのが、ご主人が定年を迎えたことで家に長く居るようになり、そのことでストレスが増えて腰の痛みが悪化したという人はたくさんいます。そういう変化を聞いてあげるならまだわかりますが、ただ単に「ストレスが原因ですね」というのは治療を放棄しているようにしか感じられません。

専門医の言うことは絶対？

Q6

ひざの専門の先生に診てもらったところ、「この痛みとは付き合っていくしかない」と言われました。私の痛みは治らないのでしょうか？

一般の人にはあまり知られていないことかもしれませんが、「ひざの専門医」の先生とは「ひざの手術を専門にしている先生」という意味です。

私は「ひざの専門医」の先生をとても尊敬しています。というのも私自身がお世話になったからです。学生時代に前十字靭帯という、ひざの中にある靭帯が切れてしまい、電車の揺れでもひざがガクッと崩れてしまうようになりました。それでその靭帯を再建する（新しくつなげる）手術を受けたのです。手術は成功して今でもスポーツを楽しめています。これはまさしく「ひざの専門医」の先生のおかげです。

ひざの専門医の先生は手術で治せる疾患を対象にしています。私の例のように破綻してしまった部分を改善させるのが手術の目的です。切れてしまった靭帯を修復する手術や、ちぎれてしまった半月板を縫い合わせる手術、あるいはひどく変形してしまったひざを人工関節に置き換える手術などです。

ですから「ひざの専門医」の先生が「付き合っていくしかない」と言ったとしても治療法がないという意味ではなく、「手術で治せるような場所が見当たらない」という意味です。あきらめずにまずこの本を読み進めていただくことをおすすめします。

先日もこんな患者さんが来ました。60歳の女性の方で、フラダンスの教室をしているとてもアクティブな方です。ところが半年以上前からひざが痛みだして、いくつかの病院を当たったそうです。そして最終的にはいわゆる「ひざの専門医」のところに行きました。そこで言われたのが「筋トレをしなさい」だったんですね。それで彼女はその日から3か月以上、筋トレをしたそうです。でも平地を歩くのですら痛いのですから、筋トレするのはとてつもなく痛いわけです。ところが「筋トレをしないと治らない」と言われてしまえば、そうするしかない。これはある意味で呪縛とも言えます。医者の言うことはアドバイスになることもあれば、呪縛になってしまうこともあるのです。

そして3か月しても痛みが良くならなくて、私の外来を受診しました。この方の場合は、ひざの内側の大腿骨内果という骨の出っ張りがあるのですが、その周りに痛みの原因がありました。よく見かけるパターンですが、意外と痛みの原因として認識されていないことが多々あります。ここに注射しました。1回の注射で「つらさ」はほとんどなくなって、階段の上り下りだけ痛むというくらいに改善しました。

3週間後にもう一度注射をして、それで全く痛みなく日常生活は送れるようになりました。長引く痛みが改善するときは、いつも「あっけなく」治ります。第2章以降で紹介しますが、それは痛みの原因を治療したからです。

「痛くたって死にゃしない」は、昔の考え

「痛くたって死にゃしないよ、お前!」なんて、ドラマかなにかで出てきそうなセリフですね。お医者さんでも昔は、頻繁に使っていたフレーズかもしれません。もしかしたらみなさんの中でも今でも使っている方がいるかもしれませんね。

さてこの言葉、最近は病院で耳にすることは少なくなりました。この理由のひとつには医療者が患者さんにあまり横柄な態度を取らないように心がけていることが背景にあるのかもしれませんが、もうひとつ、全く別の理由があります。

実は「長引く痛み」は寿命を短くしてしまう可能性があることがわかってきたのです。図1を見てください。2本のうねうねした線が書いてあります。これは何かというと、「カプラン・マイヤーの生存曲線」というものです。初めて聞く方がほとんどですよね。

図1　痛みと寿命の関係

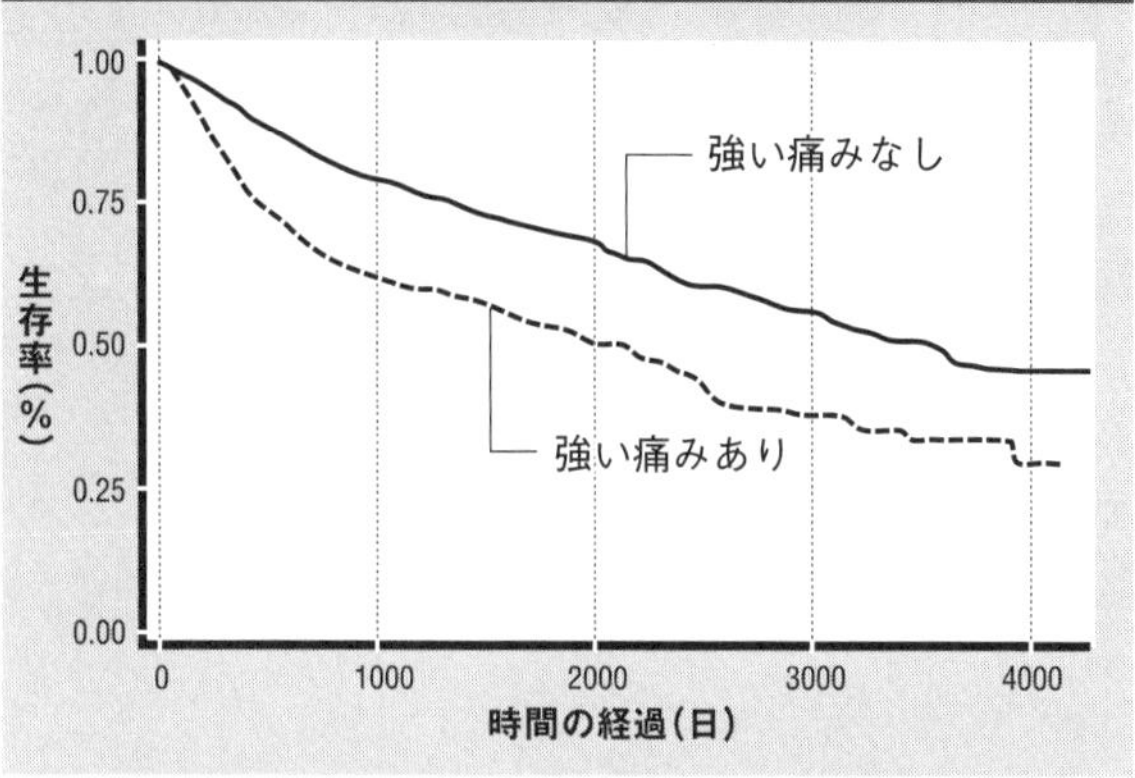

これは、がんや心臓病などの命に関わる病気について「生存率」を研究するときに用いられるグラフです。横軸が時間です。右に行くほど時間が経過します。縦軸が「生存者」を示しています。下に下がるほど生存者が少なくなったことを表します。右肩下がりの下降した形に見えますが、これは時間の経過とともに病気で亡くなる方が増えるからです。

さて、このグラフを見ていると、「強い痛みあり」と書いてあるグラフのほうが、「強い痛みなし」とされているグラフよりも傾きが強い（速いペースで患者さんが亡くなっている）のがわかると思います。

これはアメリカのＭＤアンダーソンという

有名ながんセンターで行われ、2014年に発表された研究の結果です[5]。首や顔にがんができてしまった人たち2000人以上をふたつのグループに分けて追跡しました。ひとつは強い痛みのないグループ。そしてもうひとつは強い痛みのあるグループです。痛み以外の条件は等しくなるように調整されています。つまり病気の進行度や、喫煙率、男女比や年齢などはふたつのグループで同じ程度であり、強い痛みだけがある人とない人たちに分かれています。このようにしてみると、痛みが強い人は速いペースで亡くなっていて、「痛み」が生存率を決めるひとつの要素であることがわかりました。同様の結果はほかのがんでも確認されています。

以前は、がんの治療と痛みの治療は別のものとされ、痛みを取るのはホスピスなどの緩和ケアに任せられてきたのですが、最近は痛みを緩和することもがん治療の一環と考えられるようになってきました。とはいえ、このデータは「がん」の患者さんを対象にしているからこういう結果が出たのではないのかと思われるかもしれませんね。

しかし、ほかにこんな研究もあります。がんや心臓病など大きな病気を持っていない人たちを対象に、長引く痛みを持つ人と持たない人とに分けて12年間追跡調査すると、長引く痛みを持つ人のほうが死亡率が高く、また新たにがんになる確率や心臓病で亡くなる確率も高いことがわかりました。この研究では「長引く痛み」とは特に腰痛や股関節の痛みなどを指しています。ひとつの研究でたまたまそういう結果が出たというわけではなく、別々の国で大規模な調査研究を行い、それぞれで同じような結果が出たのです。

このようなことが２０００年以降に次々と明らかになってきましたから、「痛み」を以前にも増して重要に捉えることが必要になってきました。ただし医学教育が十分に追いついていなく、医療関係者の中にも「痛みなんて放っておけばいいいんだよ」という考えはまだまだ根強いのが現状です。

なぜ長引く痛みがあると重大な病気になりやすい？

どうして長引く痛みがあるとこのように寿命が短くなったり、がんや心臓病になりやすくなったりするのでしょうか。

一説には、精神的なストレスが増えることや気分の落ち込みがこのような数字の差になって出てくるのではないかとされています。

ちょっと前に「長引く痛みをストレスのせいにしてはいけない」と書きました。もちろんそうなのですが、それとは別に、痛みがあるということ自体は私たちにとって非常にストレスとなります。特に「長引く痛み」には、「いつ治るかわからない」という性質があります。とてつもなく強い痛みが1日だけあるのと、中程度の痛みが「いつまで続くかわからない」というのとでは訳が違います。後者のほうが精神的な負担が大きいのは容易に想像できると思います。

図2　発がんの原因

発がん原因	発がんリスク
毎日３合以上の飲酒	1.6倍
喫煙	1.6倍
運動不足	1.22倍
塩分の過剰摂取	1.11倍
野菜不足	1.06倍
受動喫煙	1.03倍

（国立がん研究センター調べ）

実際に2010年のインターネット上でのアンケート研究では、長引く痛みを持つ人（5998名）のうち76・7％の人が「痛みを感じているときは、やる気がなくなる」と答えています。また「痛みのせいでいらいらしたり、うんざりしたり、ストレスを感じている」という人が66・1％いました。

長引く痛みのほかに、発がんの原因として大きな位置を占めているのが、運動不足です。運動不足を甘く見てはいけません。図2を見てください。がんになりやすい生活習慣が影響の強い順に並べられています。こうして見てみると、喫煙や飲酒の影響はもちろん大きいですが、野菜不足と比べても運動不足は発がん原因になりやすいことがわかります。長引く痛みがあれば、痛みで体を動かす気にならず運動量が落ちることは想像に難くありません。そのようなことも原因として考えられています。

我慢することはよいこと？

「痛みに耐えてよく頑張った！　感動したっ！」

唐突ですがこれは誰が言ったフレーズでしょうか。そうです、２００1年に横綱貴乃花が優勝した際に当時の小泉純一郎総理大臣が贈った言葉です。この言葉に多くの人が感動し、心打たれたと思います。私たちの心にはこの言葉はぐっと来ます。さすが小泉さんとも言えますが、特に「痛みに耐えて」というところに感動があるのかもしれません。「よく頑張った、感動した」だけだったら普通のフレーズです。

ここから考えても私たち日本人は我慢する、耐えるということに特別な感情が湧き上がるようです。そしてそのことを「美（よし）」とする国民性なのかもしれません。

しかし「長引く痛み」の場合は我慢していては良くないことがたくさんあることがわかってきました。ですから痛くたって死にゃしないとか、痛みに耐えなきゃとか、そう言わずにぜひ長引く痛みの原因を取りましょう。どんなに長い間続く痛みでも、原因が取れれば「あっけなく」良くなります。

ニセ手術の驚くべき効果

Q7 **ひざの痛みを取るために手術を受けました。手術して1年以上経過するのですが、いまだに強く痛みます。主治医の先生には申し訳なくて言えずに困っています。私の痛みを取る手段はもうほかにはないのでしょうか？**

手術後に痛みが残っている場合は、手術で痛みの原因が取れていないことが考えられます。しかし、ほかに手はないかというとそうではなく、たとえ手術後に痛みが残っていても、適切に原因を除去することで痛みは取れます。私の病院にもそのような患者さんはたくさん来られますが、原因を取り除く治療によって満足している方が多くいます。

アメリカ・ヒューストンの整形外科医のモスリーは、ひざの痛みを治すための関節鏡手術にどれほどの効果があるかを解明するために、ある研究を企画しました。

中高年でひざの痛みを訴えている人を集め、ランダムに３つのグループに分けました。関節鏡でひざの中を掃除するグループA、関節鏡でひざの中を掃除して、さらに異常な組織を除去するグループB、そして「関節鏡でひざを手術します」と言って麻酔をして、実際には皮膚を１㎝切っただけのグループCです。つまり「ニセ手術」です。患者さんは自分が３つのうちのどの手術を受けたかは伝えられません。つまり本物の手術を受けたのか、あるいはニセ手術を受けたのかわからないということです。

この３つのグループで手術後の痛みの変化を追いました。普通に考えれば、関節鏡で異常な組織を除去したグループが最も効果が出るだろうと予測します。

図3　ひざの関節鏡手術と痛みの変化

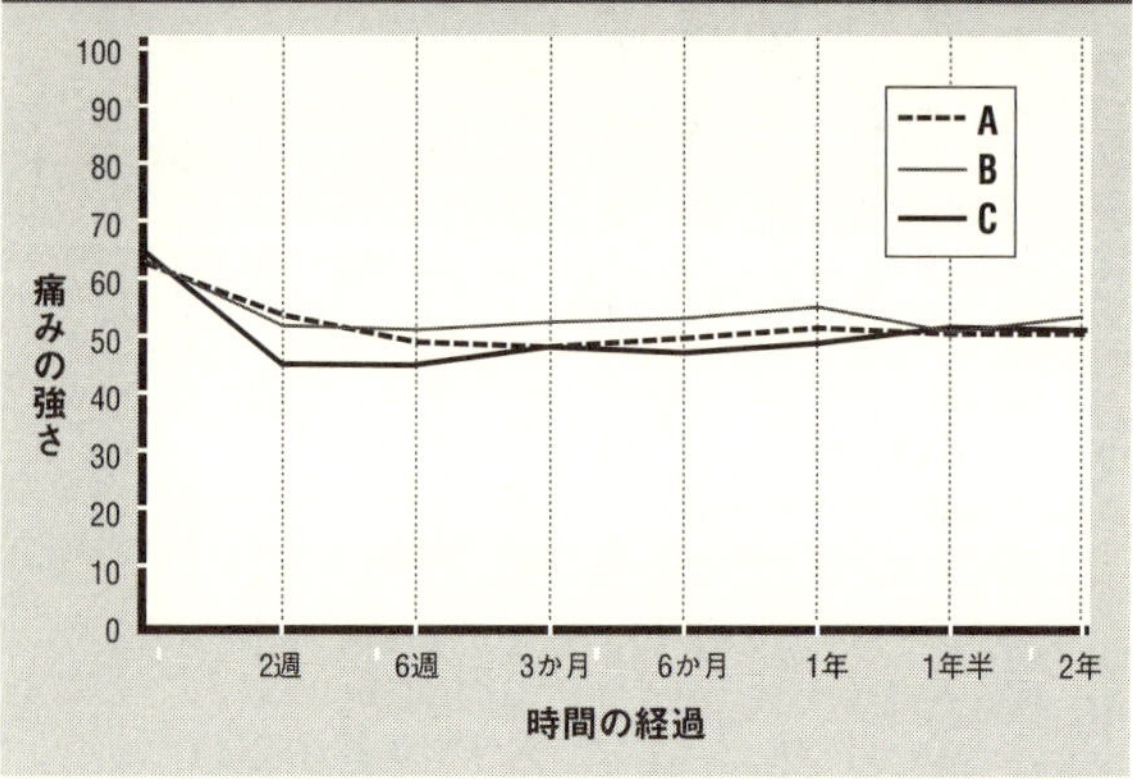

ところが、結果は3つのグループとも変わらなかったのです！

図3はモスリーの研究結果をまとめたものです。縦軸は痛みのスコアで、高いほうが痛みが強いことを示しています。横軸が時間の経過で、右に行くほど時間が経過していきます。3本の線は、関節の中を掃除したグループA、関節の中を掃除して、異常な組織を除去したグループB、そしてニセ手術のグループCの痛みの変化です。どのグループも大差がなく、手術のすぐあとのタイミングでは「ニセ手術」を受けた人のほうが痛みの症状が改善されていることがわかります。この研究結果は2002年に『New England Journal of Medicine』誌という最も権威のある医学論文雑誌のひとつに掲載されました［6］。

もちろん、誤解しないでください。関節鏡を使ったすべての手術に効果がないと言っているわけではありません。「変形性関節症」という病気でひざに軽度の変形がある人を対象とした研究です。「半月板損傷」や「靭帯損傷」などの際の関節鏡手術は効果が高いことは実証されています。

とはいえ、この関節鏡の手術は、当時たくさんおこなわれていましたから、非常に驚きのデータであったことがわかります。そしてこのような研究が報告されているにもかかわらず、この手術を現在もおこなっている施設は多々見受けられます。

一般的な痛みの理解に基づいて手術をしているのに、ニセの手術と変わらない結果が出ているのです。もちろんこの研究ひとつではっきりしたことは言えませんが、少なくとも「痛みの医療が混沌としている」ことはおわかりいただけると思います。

ではニセの手術でも痛みが取れるのはなぜなのでしょうか？

ニセ手術を受けた患者さんも、本物の手術をした患者さんと同じように手術後に松葉づえを使ってひざへの負担を少なくしていることもひとつの要因でしょう。負担が少ない期間に改善しているのかもしれません。しかしもうひとつ重要なのは「プラシボ効果」と呼ばれているものです。これは「痛みに効くことをしてもらった」という思い込みが痛みを改善させる効果です。脳のなせる業とも言えます。痛みは最終的に脳で感知されます。ですから脳がどう感じるかによって、痛みは非常に影響を与えられるのです。痛みと脳の関係については第4章に詳しく紹介していますので読んでみてください。

さて、第1章では長引く痛みの診療の矛盾点や現状について書いてきました。いよいよ第2章からは「長引く痛みの原因」についてご説明しましょう。

コラム　「長引く痛み」は、世界的な問題

長引く痛みは日本だけの問題ではなく世界各国で問題となっています。特に問題なのが「経済的な損失」です。

National Institutes of Health（アメリカ国立衛生研究所）というアメリカで最も古い医学研究機関が１９９９年に発表したデータによると、「長引く痛み」への無効な治療による医療費の浪費、痛みが原因の就労困難による経済損失は年間約６５０億ドル（９兆円）に及ぶとされました。

これを受けてＷＨＯ（世界保健機関）は２０００〜２０１０年を「Bone and Joint Decade」と呼ぶことを提唱しました。日本語で言うと「骨や関節をテーマにする10年」となります。つまりこのような「長引く痛み」から来る経済的損失、あるいは人々の生活の質の低下などを解決しよう、そのためにそれらの予防や治療法の研究を集中的にしていこう、という運動です。これは世界的な活動となり、欧米をはじめ日本も含めて世界の96か国がこの運動に参加しました。

この運動を終えて、問題が解決したかというとそうではありません。解決されるどころか、深刻化に歯止めがかかりません。経済的損失は2010年のアメリカの報告では10兆円とされました。日本でも「長引く痛み」の保有率は増えていて、2006年は13・4％であったのが、2012年には22・5％となってしまっています（異なる調査方法のため単純には比較できませんが、増えていることが予想されます）。

ほかにもこんな調査結果があります。2000人以上を対象にしたスウェーデンの追跡調査結果では、12年前に「長引く痛み」を持っていた人の実に85％が、12年経過したあとも長引く痛みを抱えていました（痛みの場所が変わることはあったとしても）[7]。

このようにして見てみると、最近になっても長引く痛みの問題はいまだ解決していないことがわかると思います。

[1]『Prevalence of radiographic knee osteoarthritis and its association with knee pain in the elderly of Japanese population-based cohorts: The ROAD study』Osteoarthritis and Cartilage. 2009 Sep; 17(9) 1137-43

[2]『Prevalence of radiographic lumbar spondylosis and its association with low back pain in elderly subjects of population-based cohorts: The ROAD study』Ann Rheum Dis. 2009 Sep; 68(9) 1401-6

[3]『Analysis of the discordance between radiographic changes and knee pain in osteoarthritis of the knee』J Rheumatol. 2000 Jun; 27(6) 1513-7

[4]『日本における慢性疼痛保有者の実態調査』矢吹省司ら　臨床整形外科　47巻2号　２０１２年２月

[5]『Survival patterns in squamous cell carcinoma of the head and neck: Pain as an independent prognostic factor for survival』Reyes-Gibby CC, Anderson KO, Merriman KW, Todd KH, Shete SS, Hanna EE.　J Pain 2014 Jul 17

[6]『A Controlled Trial of Arthroscopic Surgery for Osteoarthritis of the Knee』J.B.Moseley et al. New England Journal of Medicine 2002

[7]『The course of non-malignant chronic pain: a 12-year follow-up of a cohort from the general population』H. Ingemar Andersson. Eur J Pain 2004 8: 47-53

第2章

モヤモヤ血管の正体とは?

さて、第2章ではいよいよ長引く痛みの原因、この本の本題に入っていきます。「長引く痛みの原因は血管ではないか？」というのが、ここからの話の中心です。実はこのアイデアは、思わぬ分野から始まったのです。

きっかけは「がん治療」

「はじめに」でも書きましたが、私はもともとがん治療の専門家でした。痛みの治療の専門ではなかったのです。

私は医師になって3年目から、がんの特殊な治療に携わっていました。カテーテルという細くて柔らかいチューブを動脈の中に通して治療をする「カテーテル治療」に携わっていたのです。がんは体のさまざまなところに転移します。カテーテル治療の技術を磨くと、体の中のどの場所にも動脈を通して自由にカテーテルを到達させられるようになります。すると、がんのすぐ近くまでカテーテルを運んでチューブの先端から薬を流すことができるようになるのです。つまり体全体に投与するよりも少ない量の抗がん剤

図4 カテーテル治療

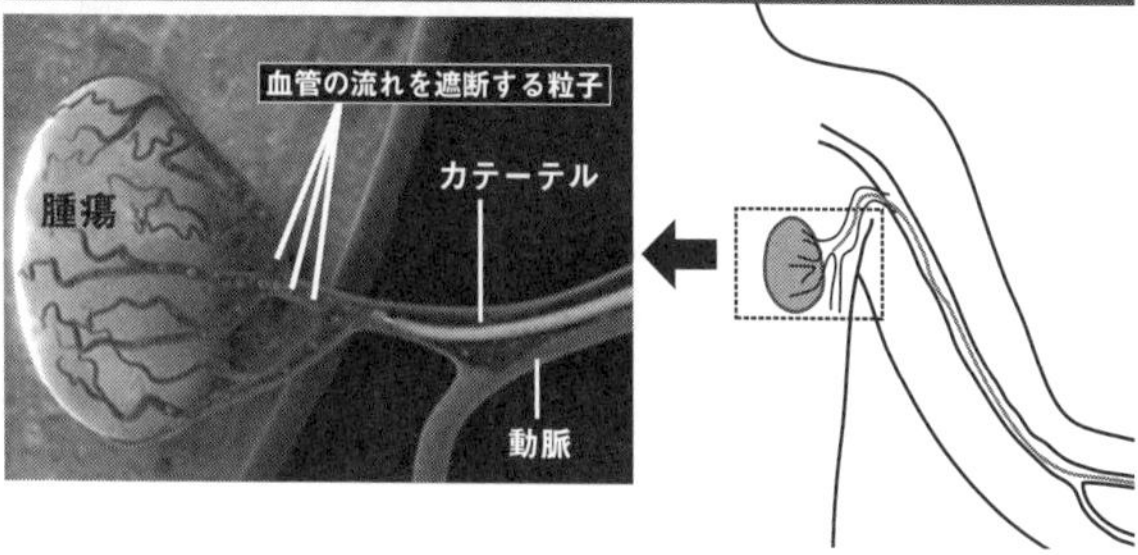

をピンポイントに投与できるというわけです。
抗がん剤だけでなく、カテーテルの先端から小さなサイズの粒子を流すことで血管を詰まらせる治療もおこなっていました。がん細胞は普通の細胞よりも多くの栄養を要求します。このためにたくさんの血管を新しく作り出します。その血管の流れを遮断することで、がんに栄養がいきわたらなくさせるという治療です（図4）。
当時の私は、がんの患者さんを良くするためにカテーテルの技術を日夜磨いていました。がんはとても手ごわい病気です。私たちカテーテル専門医が必死になって薬を投与して、そして栄養を送っている血管を詰まらせる治療をして、「もう大丈夫、がんの血管は断ち切ったから」と言っても、数か月もたつとまた血管が増えてきてがんが成長してくることがあります。肝臓や肺や骨やリンパ節など、がんが現れるありとあらゆる場所を治療して、ＭＲＩでがんが小さくなると患者さんと一緒になって喜びました。でも3か月もするとがんのほうも盛り返してきて新たに血管を作ってきます。そして再び患者さんに治療をして……と、そんなことの繰り返しでした。

当時、その専門病院に来ていた患者さんの多くは一般の病院で見放された人たちでした。それでも何とか闘いたい、病気が治ることはないかもしれないけど少しでも闘っていきたいという気持ちを持った患者さんが、全国から来ていました。

あるとき、患者さんからとても喜ばれたことがありました。「先生、治療のあとに痛みが良くなるんだよ。あれはとてもうれしいよ」。多くの患者さんが私たちの治療を受けたあとに「痛みが改善する」と言うのです。これは患者さんにとって非常に勇気づけられることだったと思います。「手の施しようがない」と言われていたにもかかわらず、痛みが改善している。少なくともがんの痛みが取れることはとても喜ばしいことです。

がんの患者さんは痛みを緩和させるためにモルヒネなどの麻薬を使用することがあります。パッチ製剤というものもあって、小さなシールのような貼り薬を肌に貼っておくとそこから麻薬が出て皮膚から徐々に吸収されます。当時、私たちの施設でカテーテル治療をすると痛みが改善するため、最初に来たときはパッチ製剤を５枚も６枚も貼っていたような人が、１枚も貼らなくて済むようになることが多々ありました。

そんな経験をしていく中で、はじめは「がんが小さくなるから痛みが改善するのだろう」と漠然と考えていました。なんとなく「がんが進行すると痛くなる、治療が効いてがんが小さくなると痛みが改善する」というふうに考えていました。ところがその考えを改めることが起きました。

五十肩の血管を調べてみると……

40歳の女性の乳がんの患者さんを治療していたときのことです。その方は生命保険のセールスをしているとても明るい方で、ご自身が乳がんになり、その施設に治療を受けに来ていました。当時はだいたい１か月おきに診察をしていました。ある日、普段になく険しい表情をしていたので「どうかしましたか」とお聞きしたところ、「最近、左の肩が痛くて、ちょっとでも動かすと痛いのよ。顔も洗えないわ」とおっしゃっていました。ＭＲＩを撮影したところ、がんが骨に転移したわけではないようで、どうも「五十肩」になったことがわかりました。

その日もいつもと同じようにカテーテルの治療を始めました。脇の下にある動脈から乳房のがんに栄養を送る血管が出ています。ここにカテーテルを運び、治療を済ませました。カテーテル治療では全身麻酔は使わないので、患者さんと会話しながら治療を進めます。普段なら乳房のがんを治療して終わりですが、その日は「肩の血管も撮影してみましょう」という話になりました。なぜかというと、肩の血管も乳房と同じく脇の下から出ていて、ちょうどすぐ近くにあったからです。カテーテルを少し動かして、造影剤※を使って肩の関節に栄養を送る血管を撮影したところ、肩の一部に普通では見られないような「異常な血管」が見受けられました。写真1の右側はその患者さんの血管の写真です。左側にある正常の肩の血管と比べると、矢印で示した一箇所だけ、モヤモヤと血管が増えてしまっているのがわかると思います。「モヤモヤした血管」は、がんでできる血管に似ていました。細かい血管がたくさん増えていたのです。患者さんにはあら

写真1　五十肩の血管と正常な肩の血管

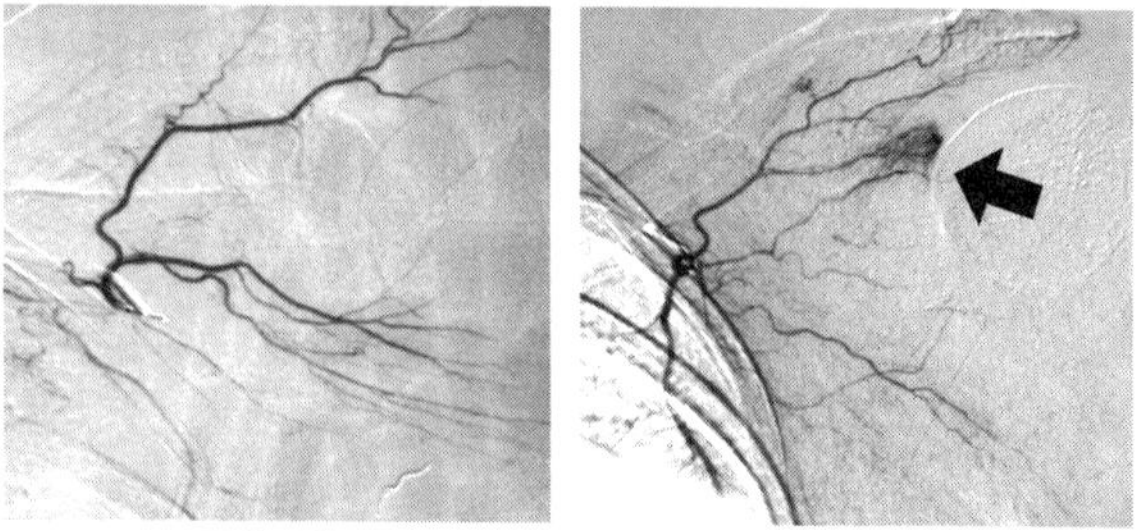

正常の肩　　五十肩

かじめ説明して、この血管の流れを遮断する薬を流しました。モヤモヤ血管の流れを遮断したのです。それで治療を終えました。ここには炎症が起きていてモヤモヤした血管ができている、この流れを遮断すれば、1か月くらいしたら痛みが緩和されるのではなかろうか、そう考えていました。

ところが意外なことが起きました。治療を終えてカテーテルを抜く頃には患者さんご自身が「先生、肩の痛みが全然違う！　すごく楽！」とおっしゃったのです。ほんの数分前に血管の流れを遮断しただけです。痛み止めや麻酔薬を使ったわけでもありません。それなのにもうすでに痛みが良くなっているということがとても驚きでした。帰る頃には、頭のてっぺんを触れられるくらい肩が上がるようになっていました。そして1か月後にお会いしたときには、ほとんど五十肩の影響がなくなっていたのです。通常、五十肩の痛みは長く続き、最短でも9か月は痛いままなのに、です。

このことは、当時の私にとって少なからず衝撃でした。ひょっとすると痛みの場所にはあのようなモヤモヤした血管があって、そこに血液が流れていること自体が、痛みの原因になっているのではないか。だからこそ、その流れを遮断しただけであんなにも早く痛みが取れたのではないか。そういうことを考え始めたきっかけでした。

モヤモヤ血管が痛いのだとすると、納得のいくことがありました。

「そうか！　だからレントゲンでもＭＲＩでもわからないんだ！」

モヤモヤ血管はレントゲンでは見えませんし、通常のＭＲＩでも見えません。五十肩は原因がわかっていない痛みですが、多くの人がかかる「コモン・ディジーズ」です。多くの人がモヤモヤ血管からくる痛みで悩んでいるのだとしたらとても社会にインパクトがある。これはなんとなく重大なことだ！　という予感がありました。

それからしばらくして、別の患者さんで、今度は股関節が痛いという方がいました。1年前に直腸がんにかかり、肝臓に転移が見つかりました。その肝臓の転移を治療するためにカテーテル治療を受けに来ていました。

ところがその方は、がんになる以前から左側の股関節が痛かったといいます。日本舞踊の先生をしていたのに、股関節の痛みのために踊れなくなり、舞台に上がることができなくなってしまったのだとか。最初は踊るときだけ痛かったのが、日に日に悪化して、今では歩くだけでも痛みが出てしまう。

しかも、その状態が２年も続いているのだそうです。長引く痛みです。そしてレントゲンやＭＲＩの検査をしても異常がみつからず、整形外科では「手術するしかないでしょう」と言われたそうです。

この方にも、肝臓のがんの治療と一緒に股関節のカテーテル治療をおこないました。せっかくだから、ついでに股関節も治療しよう！　というやつです。今度は股関節のすぐ外側にモヤモヤ血管がありました。治療が終わって翌月に来たときはとてもテンションが高くて、「先生！　この間のあの治療は魔法みたいだわ！　ほとんど痛みがなくなった！」とニコニコしながら伝えてくれました。

階段を上るときの痛みだけがまだ残るということで、もう一度治療。そうしたら次の月には、なんと日本舞踊の舞台に復帰していました。見事に2年ぶりに現役復帰を果たしたのです。「がんはあっても痛みがなければこんなに幸せなの！」と驚いていたのを今でも覚えています。

この方の場合、がんよりも「長引く痛み」のほうが人生の喜びを奪っていたのです。

※造影剤による血管撮影とは？

造影剤とはレントゲンに写る液体のことで、体内で安全に使用することができます。造影剤を血管の中に少しだけ流すと、その流れをレントゲンで捉えることができます。ちょうど水の流れの中にインクを少し垂らしたような状態です。その瞬間の生きた流れをリアルタイムに見て取ることができます。このようにしてできたインクの流れを写真に収めることを血管撮影と呼んでいます（本書ではそのような血管撮影の写真を掲載しています）。

コラム　心臓・動脈・血液〜循環系〜

動脈は心臓から出た血液を全身に届けるためのパイプです。動脈の中は高速で血液が流れています。みなさんもご存じのようにこの流れを作り出しているのは心臓の働きです。心臓は絶えず全身に血液を送り出すポンプの役割をしています。

心臓のもとになる原基は、妊娠5週目頃にできるとされています。妊娠8週目には超音波で子宮を観察すると胎児の心臓の鼓動を確認することができます。心臓はこの頃から私たちが死ぬまでの間、血液を送り出すポンプとして働き続けます。世界最長寿の方は120年以上生きたとされていますから、120年以上の耐久能力を持つポンプがここに誕生していることになります。

このポンプの力は一体どれほどでしょうか？

心臓から送り出される血液の量は、じっと安静にしているときで1分間に5ℓ、激しい運動をしているときは最大で1分間に20〜30ℓとされています。1分間に20ℓ！　これはとてつもない勢いです。ためしに水道の蛇口をひねって、1分間に20

ℓというのがどれくらいの勢いなのか確かめてみてください。1分間に牛乳パック20本分の水が貯まるペース、つまり3秒に1本のペースです。相当な勢いであることがわかります。信じがたいことですが、最大限に活動中の心臓から送り出される血液の勢いは一般水道の蛇口を全開にしたとき以上の速度なのです。そんな強靭な能力を持つポンプが、私たちの体の中には設置されています。

血液といえば「赤い」というイメージがあると思いますが、血液は赤い液体ではありません。血液は透明な液体で、その中を無数の赤血球が流れているのです。1円玉くらいの大きさの真っ赤な物体が無数に流れている川を思い浮かべてみてください。たくさんの赤い小さな物体が川面を埋め尽くし、水中を満たし、下流へと流れています。それらは水中にパラパラと散らばって流れているのではなく、川の中をぎっしりと隙間なく占有しています。もはや水の流れというよりは赤い物体の流れと言ったほうが正確なくらいぎっしりと存在しています。上空から見ればこの川はまぎれもなく「赤い川」に見えるでしょう。しかし実際に近づいてみるとそれは赤い川なのではなく、透明な水の中を無数の赤い物体が流れているのです。

血液とはこのような状態です。赤血球という極めて小さな赤い物体が、血漿《けっしょう》という透明な液体の中を流れています。ただし赤血球の数があまりに多く、あまりに隙間なくぎっしりと存在するために、私たちの目には赤い液体に見えるのです。ひとしずくの血液（1マイクロℓ：すなわち一辺が1㎜の立方体）の中に400万個から500万個の赤血球が存在しています。途方もない数です。

写真2　赤血球の電子顕微鏡写真

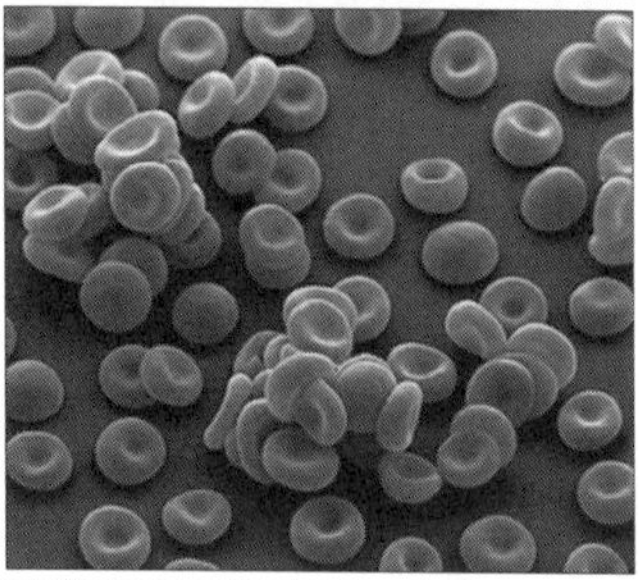

http://www.stnv.net/med/erythrocyte.htm

赤血球は「焼く前のハンバーグ」のような形をしています（図5）。ハンバーグを焼く前に中央をへこませた円盤のような形を作りますね。赤血球はあのような形です。この形をとることで、自分自身よりも細い場所も、形を変えながら通ることができるようになります。

赤血球は酸素を運ぶ運搬装置です。心臓から出て動脈を通って体の中のさまざまな場所に向かいます。最終的には毛細血管という、赤血球がひとつ通れるか通れないかくらいの細い血管を通ります。

赤血球はただの酸素の運び屋にとどまりません。赤血球の表面には特殊なセンサーがついていて、自分の通っている血管が狭いときにはＮＯという物質を自ら出して、血管を広げながら進みます。このため赤血球は酸素を配達するだけでなく、狭くなっている血管を探知してそれを広げて流れをスムーズにしてあげるような、毛細血管の流れをモニタリングする機能も持っているのです。赤血球の寿命は１２０日とされています。古くなった赤血球は脾臓で処分されます。新しい赤血球は骨の中、骨髄という場所で日々作られています。

私たちカテーテル専門医は、みなさんの体の中に「お邪魔」して治療をします。動脈の中にカテーテルという細いチューブを入れてそれを操作してさまざまな場所に向かいます。もちろん細心の注意を払いながら治療しています。そして動脈の中の血液の流れをいつも感じながら仕事をしています。

血液の流れは動脈によって違います。また患者さんの年齢によってもだいぶ違います。最も不思議だなと感じるのは頸動脈の流れです。頸動脈とは首の両側に１本ずつあって、頭部に血液を送っています。

特に脳に血液を送る内頸動脈は独特の雰囲気があり、ほかの動脈とは一線を画しています。普通の動脈の流れは「脈動」と言って、心臓の拍出に合わせた進み方、つまり進んでは止まり、進んでは止まりを繰り返しているわけですが、頸動脈は特殊な調節がされていて、脈動がありません。浮力を持った物体がＵＦＯに吸い上げられていくように、よどみなく一定速度で脳に向かって流れていきます。脳はこのような特殊な流れを必要としているのでしょう。

発展途上国に行くと電力の供給が不安定でパソコンがショートしてしまうことがあります。そんなとき日本の電力供給はとても安定しているなと感じます。脳にとっては血液の流れが電力供給のようなものです。安定した一定の流れを作り出すことでショートせずに機能します。逆に頸動脈の流れが０・５秒でも滞ると脳はショートしてしまうのです。首をはがい締めにしたときに一瞬気を失ってしまう（いわゆる「落ちて」しまう）状態がこれに当たります。

心臓から出た血液は動脈の中を進みます。動脈はどんどん枝分かれして、体のすみずみまで行き渡るような道路網を形成しています。道が分かれれば分かれるほど道幅も細くなっていきます。大動脈、動脈、小動脈、細小動脈とどんどん細くなって、そこからは毛細血管にたどり着きます。ここまでくると、血液の流れは非常にゆっくりです。とてもゆっくり流れて、ここで周りの細胞に栄養や酸素を届けます。そして老廃物や二酸化炭素を回収して回ります。それから先は、帰り道。この帰り道は静脈と呼ばれ心臓に帰っていきます。心臓に帰った血液は、今度は肺に向かいます。肺で血液のガスを交換して、再び酸素を多く含んでから、もう一度心臓に戻ります。そしてまた動脈に向かって飛び出していく……。血管の中で起きている循環はこのような順序をたどります。

私たちが生まれてから死ぬまでの間、血液は一度も止まることなく循環し続けているのです。

痛い場所にはモヤモヤ血管がある！

さて、がん治療の「ついでに」長引く痛みを治療する、ということをその後も続けました。驚くべきことに五十肩、ひざ痛、肩こりなど、実に多くの長引く痛みがモヤモヤ血管と関係があることがわかってきました。

ある患者さんは、がんになる前からリウマチという病気を持っていました。この方の手の血管はとても印象的で今でもよく覚えています。次のページの右側の写真を見てください。リウマチの患者さんの手の血管です。正常な血管と比べると、よりはっきりと「どれだけ異常なのか？」がわかるかと思います。

あとに書きますが、血管には、正常な血管と異常な血管があります。これらの写真からわかるように、異常な血管とはこれほどまでに正常から逸脱しているのです。

私はこのような治療をするにつれ、たくさんの疑問を抱くようになりました。どうしてモヤモヤ血管ができるの？　なぜこんなにぐちゃぐちゃとしているの？　モヤモヤ血管は役に立つの？　なぜモヤモヤ血管の流れを遮断すると痛みが取れるの？　どれくら

写真3　関節リウマチ患者の血管と正常な血管

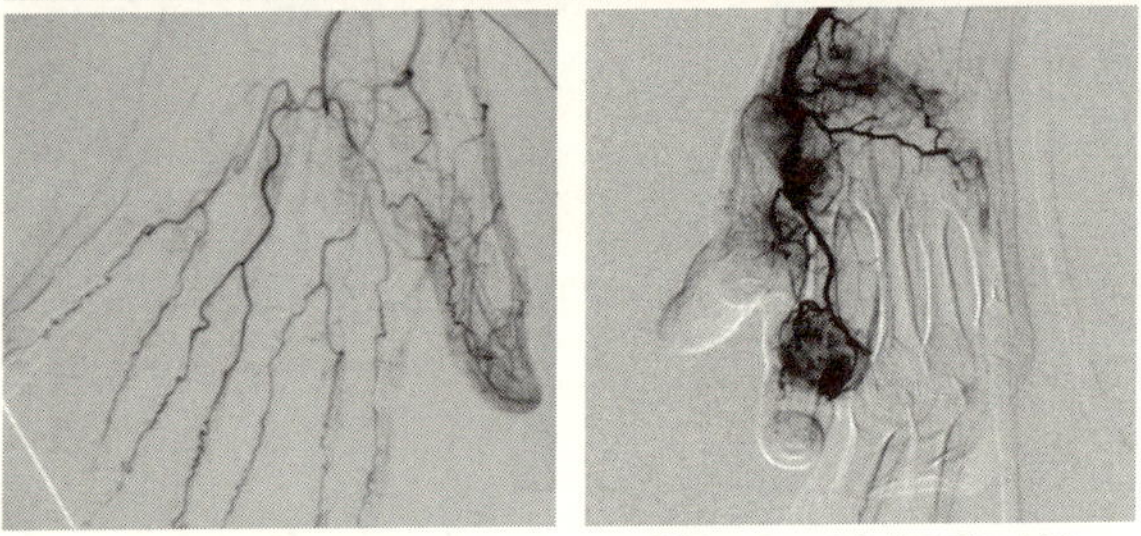

正常な手の血管　　関節リウマチ患者の手の血管

いの人がモヤモヤ血管による痛みで苦しんでるの？　などなど。

疑問を持ったら調べてみないと始まらない。それには「研究すべし！」ということで、２００９年に母校の慶応大学医学部の大学院に入学し、モヤモヤ血管を研究テーマにしました。専門的には「病的血管新生」という分野です。

この決意をしてから3年後、私の研究をまとめた論文は『ネイチャー・メディスン』という科学雑誌に載ることになります[2]。ネイチャー・メディスンは医学研究論文を掲載する雑誌の中では権威のある雑誌のひとつです。モヤモヤ血管はどうしてできるのか？　遺伝子を扱う研究から、モヤモヤ血管の原因となる遺伝子のひとつを見出し、その役割を明らかにしました。

　さてここから先は、さまざまな研究結果や知見を引用しながらモヤモヤ血管と痛みとの関係を掘り下げていきたいと思います。

痛みと血管の知られざる意外な関係

　重要なことは、「痛い場所にはモヤモヤ血管がある」ということです。モヤモヤ血管というのは、ＭＲＩでも映りませんから、今まで気づかれず、検査もされてこなかったといってもいいくらいです。

　たとえば、次のページの写真4は、手術でひざに人工関節をつけた人にできてしまったモヤモヤ血管です。

　人工関節に置き換えてしまえば痛みは取れるとされていますが、実際には必ずしもそうではなく、調査によるとひざの人工関節の手術を受けた人の3人に1人は痛みが残っていたり再発したりするという報告があります。これもほとんどは手術で取りきれずに残ってしまったモヤモヤ血管が原因だと私は考えています。この写真の方も手術してもひざの内側の痛みが取れなかったのですが、モヤモヤ血管を退治することで痛みが取れました。

モヤモヤ血管があるということは、その場所で小さな血管が無秩序に増えているということです。そしてモヤモヤ血管には血液が大量に流れ込みますから、血液の流れ自体も増えているのです。私たちは血管の中から観察しているのでわかりますが、長引く痛みのある場所には通常より多くの血液が流れています。「あれ、ちょっと待てよ」と思った人もいるかもしれません。確か痛い場所は血液の流れが悪いのではないの？　肩こりにしても腰痛にしても血行が悪くて痛いとどこかで読んだ気が……。そんなことを思っている人もいるかもしれませんね。

これは、どちらが正しいのでしょうか？　痛い場所は血液の流れが増えている？　それとも減っている？

写真4　ひざにできたモヤモヤ血管

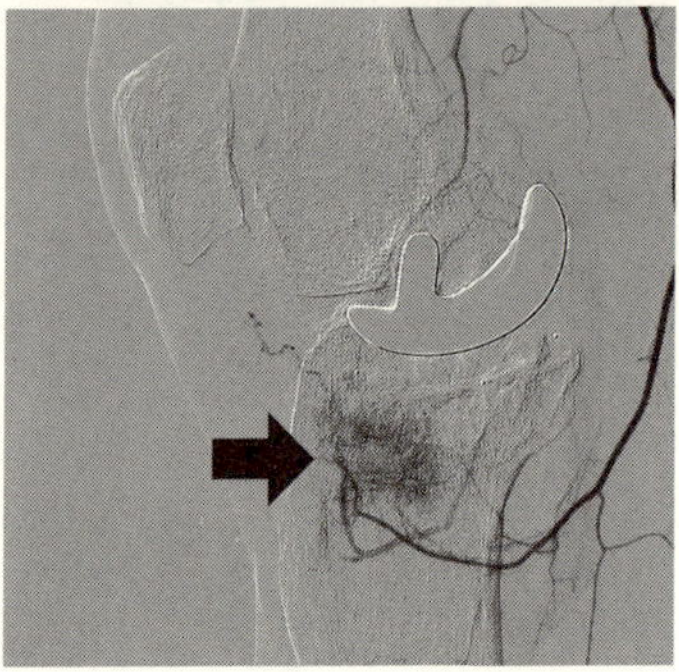

すでに迷信と呼ばれていることは、もはや迷信ではない

世の中にはたくさんの迷信がありますね。「夜に爪を切ると親の死に目に会えない」「黒猫が横切ると不吉」など、日本にも迷信がたくさんあります。さて、これらはすでに「迷信」と人々から呼ばれているものです。すでに迷信と呼ばれているものは、もはや迷信ではありません。本気で信じられてはいないのです。

本当の「迷信」、つまり根拠なく信じられていることがあります。本当の迷信は「迷信」とは決して呼ばれていません。

医療分野にも、根拠なく信じられている本当の意味での迷信がいくつかあります。そのうちのひとつが「血管や血流は多ければ多いほど良い」という迷信です。

みなさんもこんな言葉を聞いたことがありますね「血行を促進して、体を回復させよう」とか「血流を増やして傷を治そう」とか。このようなことは真実として信じられています。血流は増やしたほうがいいんだ、血管はたくさんあったほうがいいんだ、とほとんどの人が思っています。お医者さんも含めて。

図5　サーノ医学博士が提唱した腰痛の原因

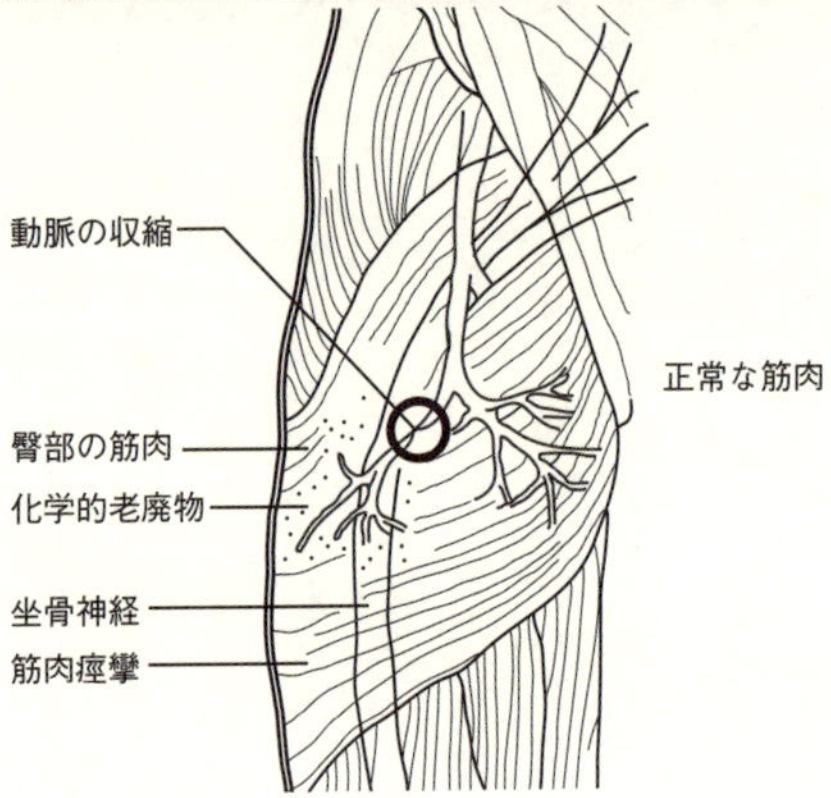

ですから痛みの分野でもこの迷信のもとに、「痛い場所は血液の流れが減っている」とされてきました。血液の流れが少ないから痛いのだろうと。

図5を見てください。これは1991年にニューヨーク大学医学部のジョン・E・サーノ医学博士が提唱した腰痛の原因についての図です［2］。見てみると腰に向かう血管（動脈）が途中でくびれた形に細くなっており、血液の流れが滞っていることを示しています。この教授曰く、ストレスなどがきっかけで交感神経の緊張が高まり、動脈がこのように収縮して細くなっている、というのです。このことで血行が悪くなり、それによって痛みが生じるとされています。

ニューヨーク大学医学部の教授が書いたのであれば正しいと信じてしまうかもしれま

せん。しかしこの仮説はあまりにナイーブすぎます。このようにイラストを示している割には、誰も実際の血管を撮影して直接確かめた人はいないのです。そして確かめられないままに、「どうもこうなっているらしい」と信じられています。

私は普段から長引く痛みを持つ人に対して血管を撮影しています。つまり実際に目で見ているからよくわかりますが、長引く痛みを持つ人で、腰であれ、ほかの場所であれ、このように血管が収縮して細くなってしまった人を見かけたことは一度もありません。つまり「痛い場所は血液の流れが減少している」というのは全くの迷信なのです。

それにそもそも「血管が多いほうが良い」というのも迷信です。このあとに書くように血管には良し悪しがあるのです。単純に増えればいいというものではないことがのちのち読み進めていただくとわかります。

むしろ痛い場所にはモヤモヤ血管が新たにできてしまっており、血液の流れは増えています。このことはほかの研究者も指摘しています。イギリスのオックスフォード大学の整形外科医エスパボディ氏は２０１２年に『Spine』誌に発表した研究の中で、腰痛のある人たちは正常な人に比べて血液の流れが減っているのか？　という疑問を、超音波検査のカラードップラーという機能を用いて調べました。結論は、腰痛のある人は正常の人に比べて血液の流れが1・5倍に増えている、というデータを出しています［3］。また岐阜大学の整形外科医の寺林伸夫氏らの研究グループは、肩に長引く痛みを抱えていて、特に夜、寝るときに痛みが出る人を集め、痛くない人と何が違うか調べたところ、肩に向かう血液の流れが速くなっていることを発見しています［4］。このように実際に血液の流れを見た人は、私に限らず、みな口々に「痛い場所で血液の流れが増えている」ことを報告しているのです。

さて、痛い場所にはモヤモヤ血管が増殖していて、血液の流れも増えていることがわかりました。ではどうしてモヤモヤ血管が痛みの原因になるのでしょうか？　また、どうしてその流れを止めると痛みが良くなるのでしょうか？

このことを説明するには、まずはモヤモヤ血管の性質についてみなさんに知ってもらわなければなりません。モヤモヤ血管は正常な血管とは異なる特徴を持ちます。

写真5　網膜の病的血管と生理的血管

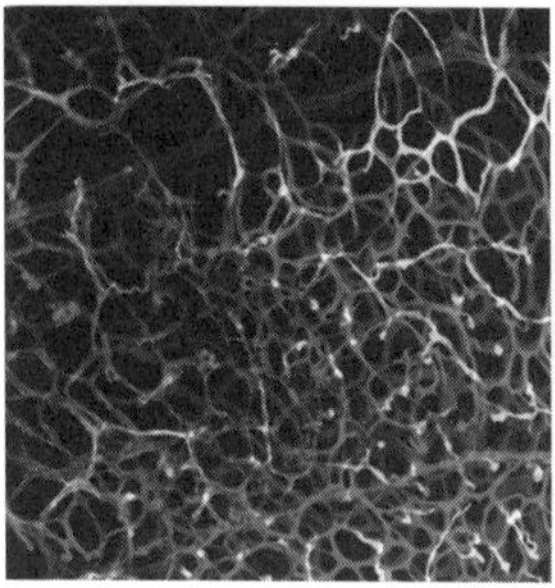

生理的血管

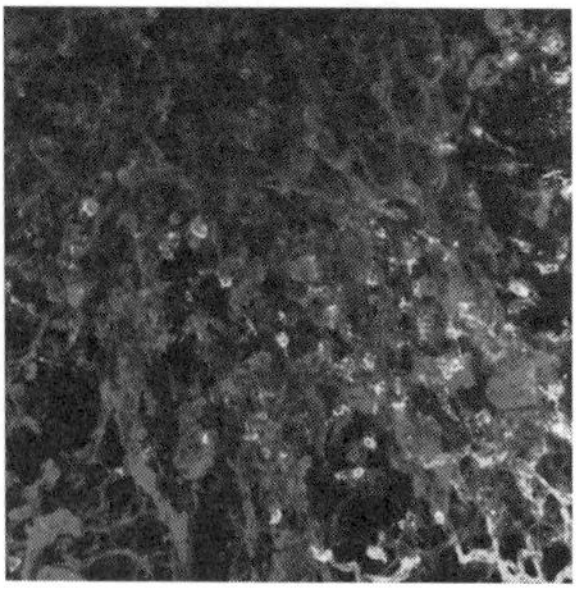

病的血管

モヤモヤ血管は役に立つの？

みなさんもご存じのように、血管は体に栄養や酸素を供給するという非常に重要な役割を担っています。血管がないと私たちは生まれてくることができません。

しかし、すべての血管がこのように重要であるわけではないのです。

人間の体には２通りの血管があります。生きるのに役に立つ正常な血管（生理的血管）と、病気を悪化させてしまう病的な血管（病的血管）です。

モヤモヤ血管は、後者の病的血管なのです。

写真５を見てください。左の写真には、なにやら規則正しく整然と並んでいる構造物が見えます。こ

れは網膜の表面の血管です。血管だけが見えるような特殊な処置を施しています。よく見るとそれぞれの部分は非常に無駄がなく整然としていて、とても秩序だっています。息をのむほどの美しさがあると言ってもいいかもしれません。このような秩序だった血管であれば、体の隅々まで栄養をいきわたらせるパイプとしての役割を果たすことができます。このような血管は生理的血管なのです。

それに対して、病的血管には、ぐちゃぐちゃとした塊のような血管があるのがわかると思います。一目見て正常ではないことがわかりますよね。このようなぐちゃぐちゃとした状態であれば正常に栄養分や酸素を配分する機能は期待できません。リウマチの患者さんの手の血管を思い出してください。秩序がなく、無駄に増殖していました。病的血管の特徴です。

モヤモヤ血管ができるわけ

モヤモヤとした血管（病的血管）はどうしてできてしまうのでしょうか？

実は、この病的血管は簡単に作ることができます。「血管を新しく作りなさい」という指令を出す物質が過剰に生じると、ぐちゃぐちゃ、モヤモヤとした血管になるのです。

この物質は「血管内皮増殖因子（ＶＥＧＦ）」と言います。血管を作る細胞を「血管内皮細胞」と呼んでいるのですが、この血管内皮細胞が増えるように指令を出す物質がＶＥＧＦです。このＶＥＧＦが過剰に作られると、血管が一気に増えます。そのときにでき上がるのは、ぐちゃぐちゃとした病的血管なのです。

ですからたとえば、注射などでＶＥＧＦを体のどこかに無理やり投与すると、病的な血管ができます。また、ＶＥＧＦはがん細胞からたくさん出ます。また炎症が起きているときもＶＥＧＦが過剰に出ています。このためがんや炎症の部位には、モヤモヤ血管ができてしまうのです。

ですから本当に不思議なのはぐちゃぐちゃした血管ができてしまうことではなく、秩序ある正常な血管ができ上がる神秘的な過程のほうなのです。

つまり「なぜぐちゃぐちゃした血管ができるの？」という問いは「なぜ正常な血管は、こんなにも秩序の整った形をしているのか？」という問いに置き換えることができます。

きれいな編み目はどうやって作られる？

正常な血管は、特殊な環境でできます。それは人間の「発生段階」と呼ばれる過程です。つまりお母さんのおなかの中にいるときに正常な血管ができるのです。いったん、きれいな血管網ができてしまえば、あとはそれを生涯維持していくことになります。

お母さんのおなかの中にいるとき、私たちはまさしく神秘的な一連の流れの中で、受精卵というひとつの細胞から出発し、細胞分裂を繰り返して、数十兆の細胞の集団となります。当然ながらただ単に増えるのではなくて、心臓や肺や脳や大腸、あるいは骨や筋肉や皮膚などの器官を形成していくのです。この過程をリアルタイムに観察すると、おそらく誰もが目を丸め、息をのむでしょう。「こんなに統率のとれた動きがあるの⁉」「なぜひとつひとつの細胞が、一糸乱れずこのように協調した動きをとれるの⁉」と驚がくするに違いありません。

ゼブラフィッシュという魚は透明な魚で、それゆえに受精卵から胎児になるまでの発生段階を丸ごと観察することができます。しかも特殊な技術を使って細胞の核が緑や赤の色を発光するように仕掛けることができます。すると受精卵から稚魚になるまでの過程を透明な体の中を信号機の光のように緑や赤に光った細胞が分裂し動いていく様を見ることができます。私はその動画を見たことがありますが、そのときに抱いた印象は、いったい誰がこの一連の現象の指揮をとっているの？　ということでした。

ひとつの受精卵から始まってふたつに分裂し、４つになり、８つ、16個……そこまで左右対称に均等に分裂していきます。しばらくして数えきれないほどの細胞数になったあとに、細胞群のダイナミックなダンスのような動きが始まります。ある集団はザーッと急に増えたかと思えば、一斉に移動して鼓動を始めます。心臓のもとになる集団です。またある集団は縦に連なって分裂と消滅を繰り返して、分節化していきます。そのうちにそれらが背骨の連なりになることがわかります。

これらの器官形成の発生段階は「オーケストラのように統率された」と表現されます。まさに細胞が奏でる音楽のようなリズミカルな動きです。

正常な血管もこのようなダイナミクスの中で作られます。

血管をテーマに研究をしている科学者の中にはこのような動きの原理を知ろうと研究

をする人たちがいるわけです。さて、血管の細胞はどうやって自らを統率して整然とした網目構造を作るのでしょうか?

血管を形成する細胞(血管内皮細胞)にはふたつの種類があり、これらが協調して整然とした構造を持つ血管網ができ上がります。ひとつは枝分かれをする「枝分かれ細胞」(tip cell)、もうひとつは枝分かれせず、分裂して伸びていく「伸長細胞」(stalk cell)です。この2種類の血管細胞が組み合わさって、血管網ができ上がるのです。「枝分かれ細胞」も「伸長細胞」もどちらも、もとは血管内皮細胞です。もともと同じ血管細胞がどちらかの種類に分かれる(分化する)わけです。ここで働くのが「ノッチシグナル」という細胞と細胞の間で働く運命決定シグナルです。このノッチシグナルは隣の細胞の運命を決定することができます。

図6-**a**のようにひとつの血管内皮細胞が伸長細胞になったとします。しばらくするとこの細胞の隣に別の血管内皮細胞がやってきて結合します(図6-**b**)。これらの細胞はノッチシグナルでつながっています。ノッチシグナルは、自分の隣の細胞に「自分とは違う種類になれ」という命令を送ります。このため、新しくやってきた細胞は枝分

図6 網目構造を作る血管内皮細胞の動き

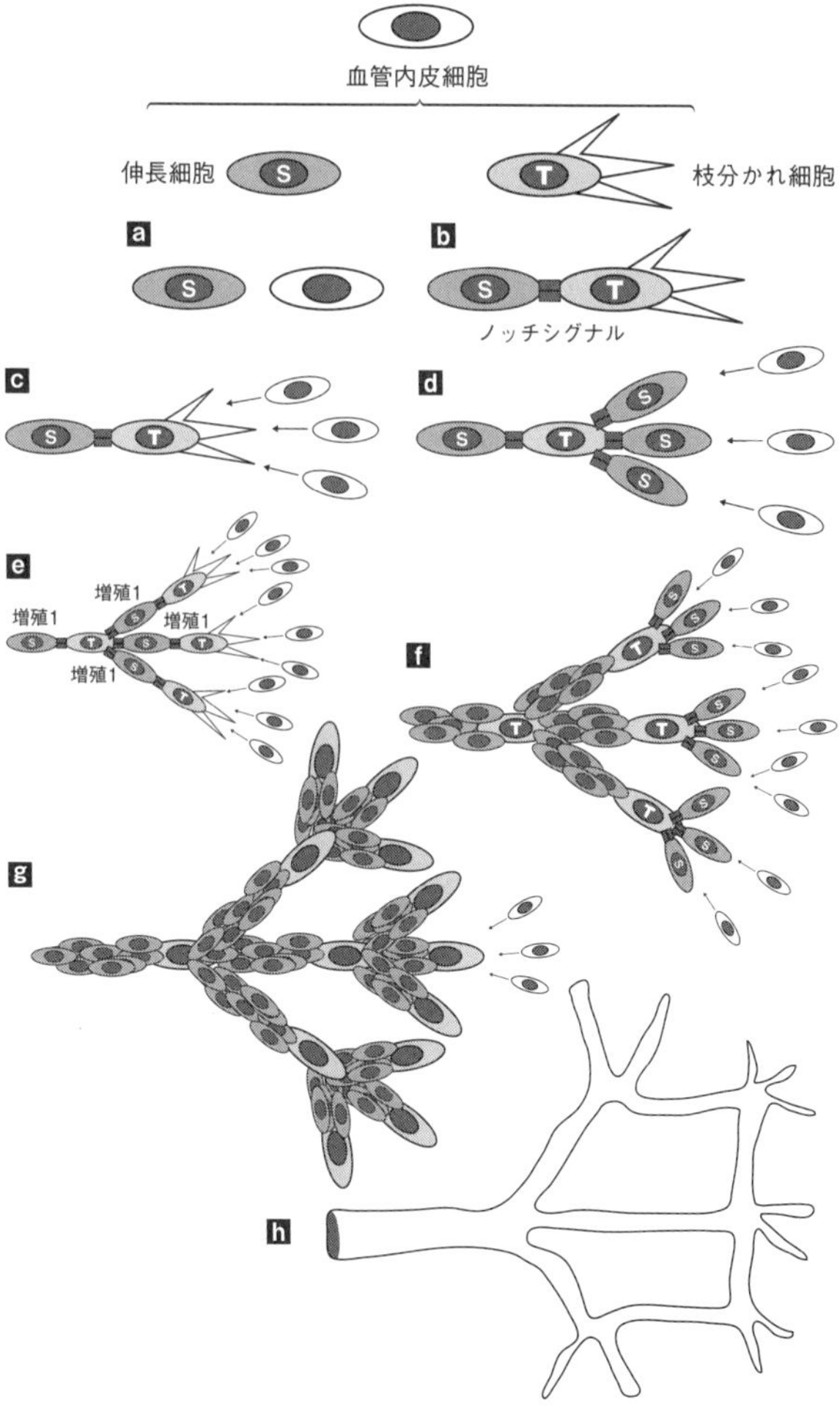

かれ細胞に、2番目の細胞は伸長細胞に、その隣は枝分かれ細胞に、さらにその隣は伸長細胞にというふうに、交互に別々の種類の細胞が並ぶことになります(同**c**、**d**)。

枝分かれ細胞はいくつかの手を出して、ほかの方向につながりを広げていきます。伸長細胞は枝分かれせずに分裂していきます。このためしばらくすると、図6-**e**のように自動的にいくつかの枝分かれができた網目のもとのような構造ができ上がります。伸長細胞は枝分かれしない代わりにどんどんと細胞分裂して伸びていくので、より大きな網目ができ上がっていくわけです(同**f**~**h**)。

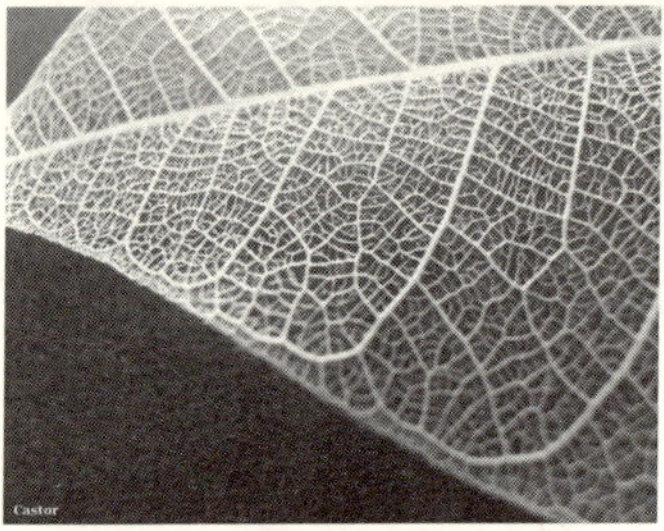

写真6 植物の葉の葉脈

http://blogs.yahoo.co.jp/castor_giken/30212916.html

こうしてみると、最初はいくつかの細胞の連なりだった血管内皮細胞が、立派な網目構造を作り始めたことがわかると思います。このように時間の経過の中で適切な網目の構造を作るために、血管内皮細胞は「枝分かれ細胞」と「伸長細胞」がうまいバランスに組み合わさるように「ノッチシグナル」を使って協調運動

写真7 ノッチシグナルの異常で過密になった血管網と正常な血管網

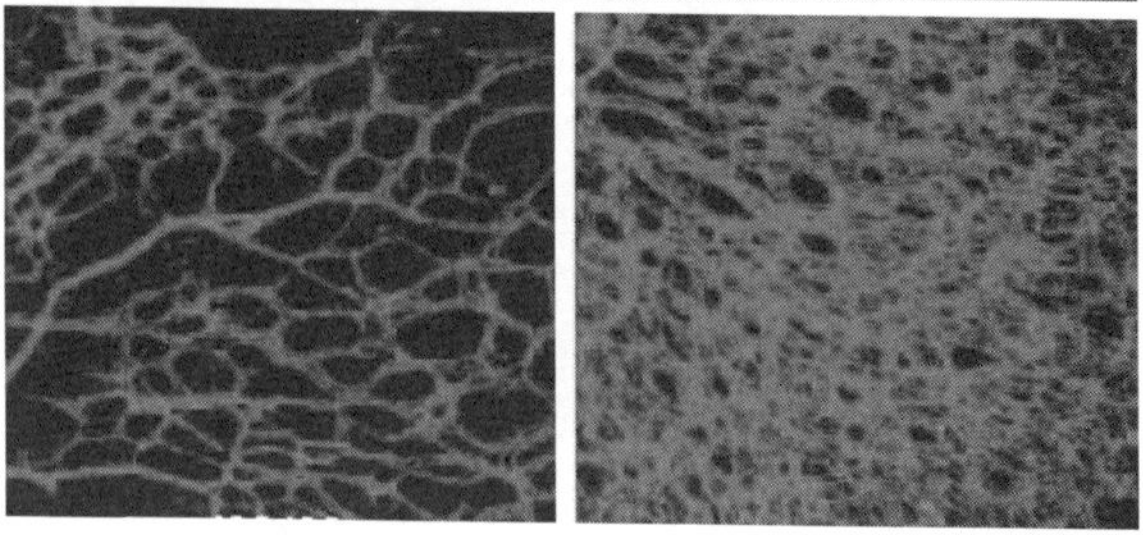

正常な血管網

ノッチシグナルの異常で過密になった血管網（[5]より）

させています。まさに細胞同士のコミュニケーションをとっているのです。

　このような経過を見て気づいた人もいるかもしれませんが、ノッチシグナルは血管の発生だけに登場するのではありません。植物の葉の葉脈や木々の枝分かれにも使われているのです（写真６）。

　試しにノッチシグナルの機能を奪うとどうなるでしょうか？　たとえばノッチシグナルの中で重要な役割を果たすデルタ４というたんぱく質の働きを抑えるとします。すると「お隣さんの運命を決定する」ことができなくなり、「枝分かれ細胞」がたくさんできてしまいます。枝分かればかりができてしまうとどうなるでしょうか。すると適切な間隔の網目ができずに、過密な血管ができてしまいます。

さらにこれが進むと、写真6のように血管が余計に増えてしまう過密な血管網ができ上がってしまいます。こうなると栄養や酸素を効率よく分配する「パイプ」の役割を果たせなくなります。

このように少しの異常でも、効率の良い美しい血管の構造が崩れてしまうのです。正常な血管は微妙なバランスの上でき上がります。

「長引く痛み」からは少し脱線してしまいましたが、血管研究について触れてきました。重要なのは、血管には正常な血管と異常な血管があること、正常な血管は簡単に作れるわけではないこと、炎症などでできるモヤモヤ血管は役に立たない血管であることです。覚えておいてください。

1年2年は当たり前、長く居座るモヤモヤ血管

さて、私はこれまでたくさんの方にモヤモヤ血管をターゲットにして長引く痛みを治療してきました。その経験からモヤモヤ血管が思ったよりも長い期間にわたり体の中に

居座ることがわかってきました。1年、2年は当たり前で、中には10年以上の痛みの人でもモヤモヤ血管が原因になっています。

次の文章は私が治療した患者さんの体験談です。

この治療を知るまでに、とても長く痛い思いをしていました。痛みの原因も、何年前から痛いのかも忘れてしまうほど長く、その間もいろいろな病院に行きました。奥野先生に診察してもらえるようになるまでほかの先生には、やせれば治る、と言われたこともありました。痛みは朝起きて動き出しがとてもつらく、痛くて右足をまともに着くことができず、外側に体重をかけてしばらくは片足歩き。また長時間の車の運転やデスクワークの動き出しも痛く……検査しても何でもないと言われ、この足は何なの!?と怒り出したくなる気持ちでいました。

もちろん、長時間歩いてしまった日の夜は足首がはれあがり、歩くのがとても大変。次の日の朝は片足ケンケンして歩くほど。子どもと公園に行っても一緒に遊んであげるのがとても苦痛でした。無理をした次の日は痛みとの格闘でした。自分で湿布、アイシング、テーピングをしてどうしたら楽に歩けるか……といろいろと試していました。

カテーテル治療を受けた次の日の朝に「あれ？　足がつける！」と思いました。

朝の動き出しが、長年痛くつらい思いをしていましたが、今ではうそのように、すっきりとさわやかな気持ちで、息子のお弁当作りもスムーズに（笑）。痛みはまだ少しありましたが、治療後日数が経過するたびに痛みを感じることが本当に減りました。今でもついつい長時間歩いてしまうとまだ痛みが出ることもありますが、今はあせらず、長年右足をかばいながら歩いていてついてしまった変な歩き方の癖をリハビリで矯正していただいています。私の場合は5年間位の長年の痛みが一度の治療で8割は軽減

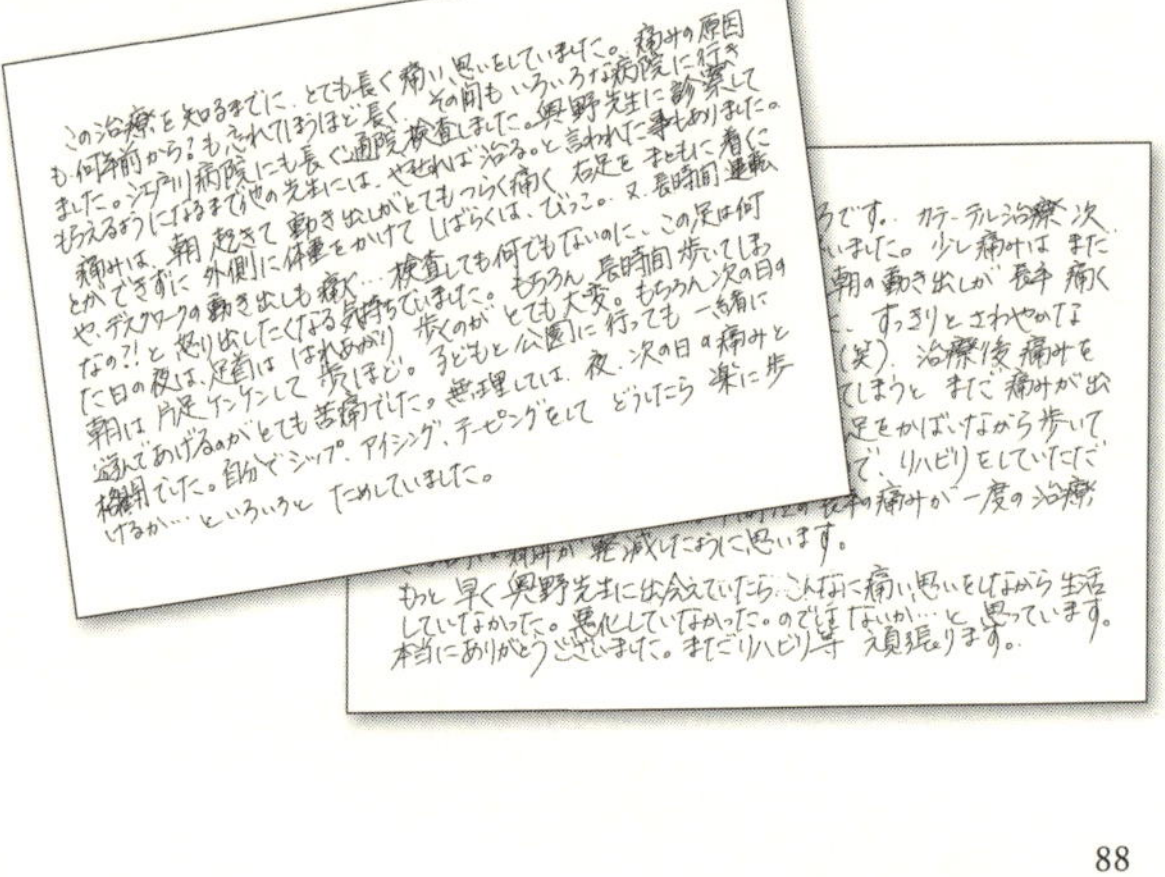
この治療を知るまでに、とても長く痛い思いをしていました。痛みの原因も、何年前から？も忘れてしまうほど長く、その間もいろいろな病院に行きました。江戸川病院にも長く通院、検査しました。奥野先生に診察してもらえるようになるまで他の先生には、やせれば治る。と言われた事もありました。
痛みは、朝起きて動き出しがとてもつらく痛く、右足をまともに着くことができずに外側に体重をかけてしばらくは、びっこ。又、長時間運転や、デスクワークの動き出しも痛く…検査しても何でもないのに、この足は何なの？！と怒り出したくなる気持ちでいました。もちろん長時間歩いてしまった日の夜は、足首ははれあがり歩くのがとても大変。もちろん次の日の朝は片足ケンケンして歩くほど。子どもと公園に行っても一緒に遊んであげるのがとても苦痛でした。無理しては、夜、次の日の痛みと格闘でした。自分でシップ、アイシング、テーピングをしてどうしたら楽に歩けるか…といろいろとためしていました。

ろです。カテーテル治療次
いました。少し痛みはまだ
朝の動き出しが長年痛く
すっきりとさわやかな
（笑）。治療後痛みを
てしまうとまだ痛みが出
足をかばいながら歩いて
で、リハビリをしていただ
の長年の痛みが一度の治療
痛みが軽減したように思います。
もっと早く奥野先生に出会えていたら、こんなに痛い思いをしながら生活していなかった。悪化していなかった。のではないか…と思っています。
本当にありがとうございました。まだリハビリ等頑張ります。

したように思います。もっと早く奥野先生に出会えていたら、あんなに痛い思いをしながら生活していなかった。悪化していなかったのではないか……と思っています。本当にありがとうございました。まだリハビリ等、頑張ります。

この女性は5年以上、原因不明の痛みに困っていました。でも実際にふたを開けてみたら痛かった場所にモヤモヤ血管があり、それを治療すると今までの痛みが改善しました。ということは、5年以上にわたってモヤモヤ血管がその場所に長く居座っていたことになります。どうしてそんなに長い間、変な血管が長く居座ってしまうかはのちほど書きますが、10年以上に及ぶ痛みにもモヤモヤ血管が見られることは珍しくありません。

先日も18年間右肩が痛い、特に就寝中に痛くなって困るという方がいらして、やはりモヤモヤ血管がありました。こんなに長く原因が続くとは普通は思いませんよね。長引く痛みを専門にしているお医者さんが集う学会がいくつかありますが、最近のお医者さんの統一した意見は「長引いている痛みは、患者さんが痛いと言うところには特に原因はなく、脳や脊髄など中枢神経に異常がある」という説が主流になっています。

ですが、「痛いと言うところには原因はない」と言い切る根拠はありません。モヤモヤ血管はＭＲＩの検査でも見えないことがほとんどですから、今まで調べられてきませんでした。長引く痛みの学問はまさしくこれからスタートするのだと私は思っています。

モヤモヤ血管が痛みの原因になる3つの理由

モヤモヤ血管がなぜ痛みの原因になるのでしょうか？　理由は３つあります。

①モヤモヤ血管が炎症細胞の供給路（インフラ）になってしまう
②モヤモヤ血管の周りに神経線維が増えてしまう
③無駄な血流が増えて、低酸素になってしまう

これらの３つのうちどれかひとつ、あるいはいくつかが重なることで「長引く痛み」が生じてしまいます。順に説明していきます。

写真8 モヤモヤ血管と正常な血管（[6]より）

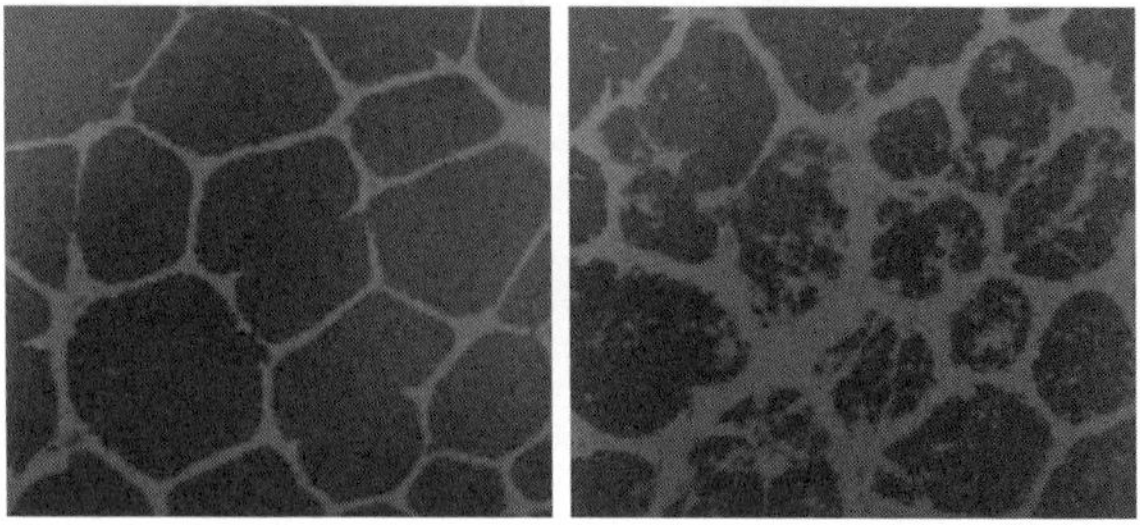

正常な血管　　モヤモヤ血管

まずは、モヤモヤ血管と炎症の関係について。みなさんは「炎症」という言葉を聞いたことがありますね。炎症は体の中のある組織が赤く腫れて、熱を持ち、痛みがでる状態です。風邪をひいてのどが腫れるのは炎症です。皮膚にばい菌が入って腫れてしまうのも炎症です。炎症は一般にはすぐに治ると考えられていますが、中には1年以上長引いてしまうことがあります。炎症があるところには必ずモヤモヤ血管があります。モヤモヤ血管なしでは炎症は作れません。

写真8を見てください。これは正常な血管とモヤモヤ血管を並べてあります。この写真ではインクを流していて、インクが血管の外に漏れ出すかどうかを見ています。すると正常な血管はほとんどインクを外に漏らさないのに対して、右側のモヤモヤ血管ではインク

が血管の外にたくさん漏れてしまっていることがわかります。土手が決壊して河川が氾濫してしまうようなものです。河川の氾濫で周辺の町が浸水してしまうように、モヤモヤ血管の周りの組織は水浸しになってしまいます。炎症を起こしている場所が腫れてしまうのは、このような浸水が原因です。

炎症のときのモヤモヤ血管は周りを浸水させるだけではありません。炎症細胞を呼び込んでしまいます。そしてその炎症細胞から痛み物質が放出されると考えられています。血管の中を通っている細胞のうち「白血球」と呼ばれる細胞の一部が炎症細胞に当たります。赤血球は血管の中を飛び回るように高速に流れていますが、白血球は血管の内側の壁に沿ってコロコロと転がって進みます。ゆっくりしたペースでコロコロと転がり、血管から出て行く場所を探しています。白血球がモヤモヤ血管にたどり着くと、あっという間に外に出ていきます。このため、モヤモヤ血管は炎症細胞が出ていく通り道になっているのです。

しかしこれだけが原因ではありません。長引く痛みのある場所には、いつも炎症細胞があるとは限りません。たとえばテニスひじ（正式名称：上腕骨《じょうわんこつ》外側上《がいそくじょう》顆炎《かえん》）という病気はひじに痛みが長く続いてしまう疾患ですが、この痛みが出ている場所を顕微鏡で見てみると、モヤモヤ血管はできていますが、炎症細胞は見当たりません。ほかにも古傷の痛みや腰痛、肩こりでも、炎症細胞は見当たりません。炎症だけではないもっと大きな原因がほかにあるのです。

モヤモヤ血管の周りに増える「裸」の神経線維

次に、モヤモヤ血管の周りに増える神経線維についてです。

私たちの体の中の基本ルールのひとつとして、血管と神経とが対になって増えるというものがあります。血管と神経は伴走する、つまり血管が増えると神経線維も血管のすぐそばに寄り添う形で一緒に増えるのです。このことを、血管と神経のワイアリング、あるいはカップリングと専門的には呼んでいます。この血管と共に増えてしまった神経から、痛みの信号が出されているのではないかと考えられ始めています。

このワイアリングという現象は動物実験でも確認することができます。

ある研究者はマウスの皮膚の下にマトリゲルと呼ばれるゼリー状の塊を植え込みました。このマトリゲルの中には血管が成長する因子を染み込ませておきます。するとしばらくしてマトリゲルの中に血管が侵入していきます。そしてさらに2週間ほど観察すると、今度は神経が血管に沿って侵入してくることを発見しました。これは血管が増えると神経も対になって増えるということを表しています。

また、発生学という学問があります。生物が受精卵から赤ん坊になるまでの過程を調べる学問です。この中でニワトリの卵を使った研究があります。受精したあとのニワトリの卵のカラを少しだけくだいて小さな穴を開けると、中にはこれからひなになる生き物（胚と呼ぶ）がいます。小さな穴から生きたままの様子が直接見えるので、発生の過程を観察することができます。そしてその穴から細長い器具を挿入してニワトリの胚の一部にさまざまな物質を注入したり、薬を投与したりすることができます。ある研究者が、ニワトリの胚の一部に無理やり血管を作る物質を注入しました。もともと血管ができていない場所に血管を作ったのです。そして穴から観察しました。すると、しばらくするとそこに向かって血管が伸びます。さらに見ていると新しくできた血管のすぐ近くに神経ができ始めます。血管に沿って神経が伸びてくるのです。これは何らかの物質が血管から出ていて、神経を近くに呼び込んでいるのだろうと考えられています。まさに血管と神経のワイアリング現象です。

では、実際に長引く痛みを持つ患者さんのモヤモヤ血管にも、神経線維が一緒になって増えているのでしょうか？　答えはまさしくイエスです。

最近は検索エンジンが発展したおかげでインターネットを使ってすぐさま調べたい論文が手に入るようになりました。たとえば、長引く痛み「chronic pain」、神経線維「nerve fiber」、さらに分布の仕方という意味の単語、たとえば「distribution pattern」などを入力すれば、そのような単語を使っている論文がざっとリストアップされます。

こうして調べてみると、実に多くの研究者が痛みに関係する神経線維がモヤモヤ血管の周りに存在していると報告していることがわかりました。図7にそれらの論文をまとめました。これらは腰痛から五十肩、ひざの痛みから顎関節症まで、幅広い「長引く痛み」において、モヤモヤ血管（小さな血管「small blood vessel」）の周りに神経線維が増えていると報告しているのです。

図7 痛みとモヤモヤ血管の関係を報告した論文一覧

病気の名前	論文
五十肩	Xu et al. J Shoulder Elbow Surg（2013）
腰痛	Gronblad et al.Spine（1991）
ひざの痛み	Bohnsack et al. Arch Orthop Traum Surg（2005）
テニスひじ（外側上顆炎）	Sasaki et al. J Orthop Sci（2013）
〃	Ljung et Al. J Ortho Research（1999）
〃	Uchio et al. J Shoulder Elbow Surg（2002）
アキレス腱炎	Alfredson et al. KSSTA（2003）
ジャンパーひざ（膝蓋腱炎）	Denielson et al. KSSTA（2008）
肩腱板断裂	Gotoh et al. J Orthop Res（1998）
顎関節症	Yoshida et al. J Oral Rehabil（1999）

興味深いのは、彼らははじめから血管に着目していたわけではないことです。痛い場所にはおそらく神経線維が増えているのだろうということから調べてみたら、小血管の周りに増えていた、と報告しているのですから、説得力があります（写真9）。

さらにこのような神経線維は「裸」であることが知られています。神経線維は2種類あり、ミエリンという脂肪組織に包まれている（ちょうど電気製品の電源コードがゴム製物質でカバーされているように）ものと、包まれずに神経線維が裸のものがあります。一般にミエリンで包まれている神経のほうが伝達速度が速く、瞬間的な短い信号を脳に送るのに対し、包まれていない神経線維はじわじわと絶えず脳に信号を送るとされています。

写真9　小血管（断面）の周りに増えた神経線維（[7]より）

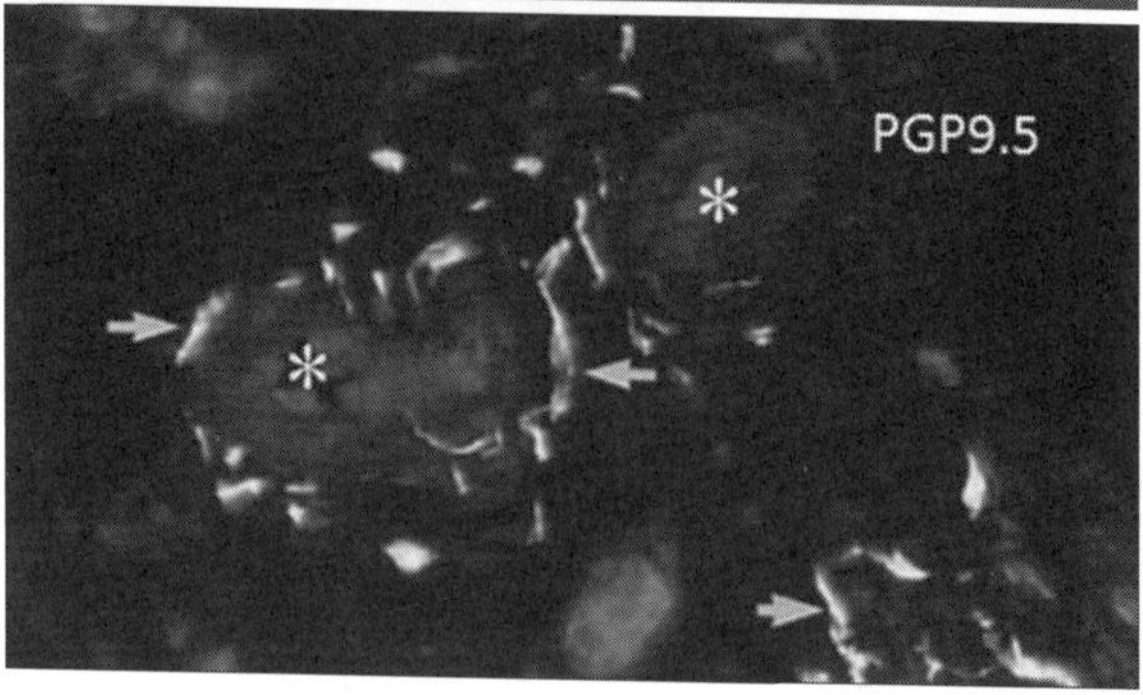

あとで触れますが、長引く痛みは「ジンジン」や「ズキズキ」「チクチク」「重い」などと表現されることが多く、これは「裸」の神経線維から信号が送られているときの痛みの感じ方です。反対にミエリンに包まれた神経線維からの痛みは、ある姿勢をとったときや一定以上の負担がかかったときに一瞬の痛みとして感じます。

冒頭で紹介したように、モヤモヤ血管の流れを遮断したとたんに痛みが楽になった例が多数あります。私はこのことから、血管に血液が流れることで周りにある「裸の」神経線維から絶えず痛みの信号が送られているのではないか、そしてその流れを遮断することで痛みが非常に早いタイミングで改善するのではないかと考えています。

コラム

痛みの源（オリジン）は？

第1章で長引く痛みの原因はわかっていないと書きました。これは言い換えると「痛みの信号がどの神経線維から送られているのかが判明していない」ということになります。教科書を見ても、曖昧なことばかりです。確かに「どの神経から痛みが出ているのか」という議論の答えは出ていないようです。

先日も長引く痛みの専門医が集まる学会に参加してきました。海外からも有名な先生が来日していたので、私はぜひ教えてもらいたいと思い「長引く痛みは、いったいどの神経線維から送られているのですか？ オリジンは具体的にはどの線維ですか？」という質問をして回りましたが、はっきりした答えは返ってきませんでした。国際的に活躍する専門家の間でも、長引く痛みの信号がどこから送られているかは、やはり不明確なのです。

私はモヤモヤ血管の周りの神経線維が怪しいのだと思っています。血管を減らすことで痛みが改善できることが何よりの証拠です。

血管があるのに酸素は行き渡らない？

　さて、モヤモヤ血管が痛みの原因になっていることの３つめの理由は、低酸素状態に陥ってしまうことです。ん⁉　血管があるのに低酸素⁉　血管は酸素を運んでくるはずなのに、なぜ低酸素なのでしょうか？

　この疑問を解決するには実際に調べてみないといけません。血管が増えているのに酸素が足りないというような状況があり得るのでしょうか？

　スウェーデンの整形外科医のアルフレドソンは、長引く痛みのうちのひとつのアキレス腱炎に注目しました。アキレス腱の痛みが長く続く病気です。この病気の人はアキレス腱に小さな血管がたくさんできてしまいます。まさにモヤモヤ血管ができているわけです。そしてある特殊な調べ方でアキレス腱の一部を調べてみると、低酸素のときに多く作られる乳酸という物質の濃度が高いことがわかりました［8］。血管はたくさんあるのに、同時に低酸素。どうしてそんなことが起こり得るのでしょうか？

　こうなってしまうひとつの原因は、モヤモヤ血管が今まで見てきたようにぐちゃぐちゃとしていて秩序がないために、栄養や酸素を届けるパイプとしての役目を果たさないためです。このために血管があるものの、酸素は配られていないという説明をすることができます。

ですが、もうひとつ重要な要素があるのです。そしてこのことが、実はモヤモヤ血管を何年にもわたって長引かせてしまう原因にもなっているのです。

モヤモヤ血管が長く居座る原因――「盗み取り現象」――

発展途上国に寄付をしようとしても、途上国で暮らす貧しい人には届けられずに、一部のお金目当ての人に取られてしまう、そんな話を聞いたことがありませんか。人から伝え聞いたことなので単なる噂かもしれませんが、確かに貧しい人たちのための寄付金と謳っているものが、実はそこにたどり着く前に一部の人に盗み取られてしまうということはありそうな話だなと感じてしまいます。

血管にもこれと全く同じような「盗み取り現象」が起きてしまうことがあるのです。

図8　正常な血管と盗み取り現象が起きた血管

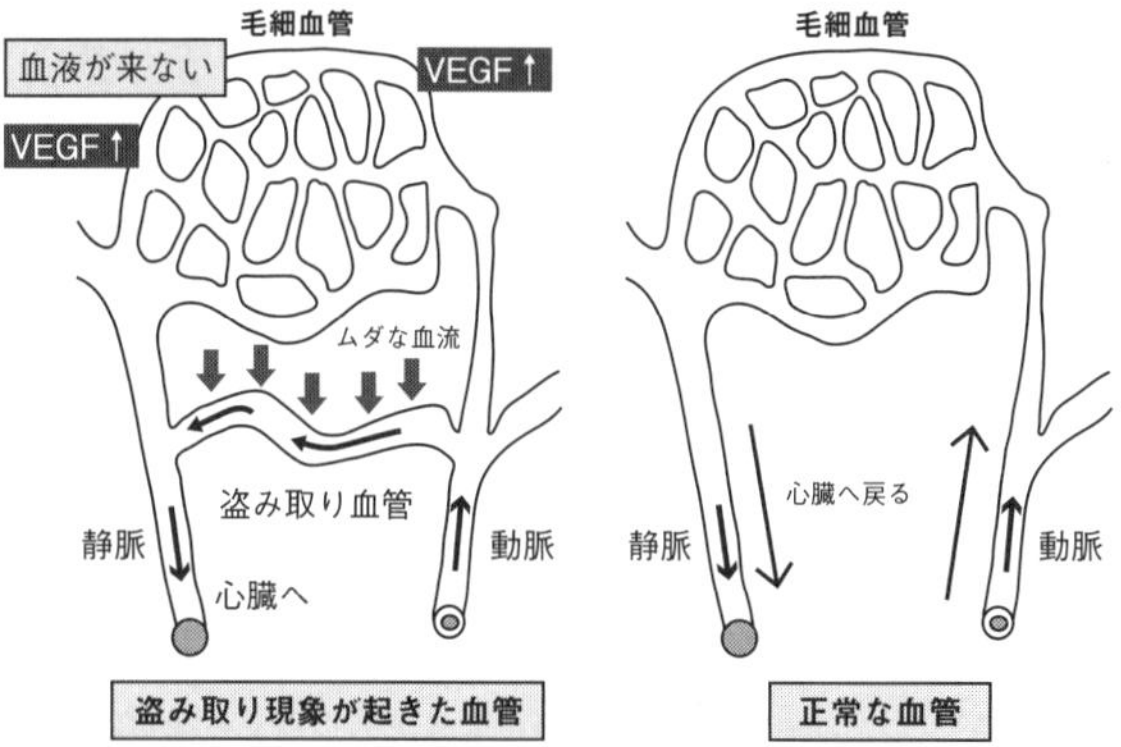

英語ではスティール現象といいます。血管の究極の目的は、酸素や栄養を全身に届けることです。この最終目的を担っているのが「毛細血管」です。心臓から送り出された血液が動脈を通ってさまざまな場所に運ばれて、最終的には毛細血管にたどり着きます。そして実際にここで血液がゆっくりと流れ、その間に栄養や酸素が配られます。これこそが血管の目的であり、心臓が強靭なポンプの力で血液を送り出しているのもこのためです。毛細血管を通ったあとの血液は静脈に集められ、心臓に帰っていきます（図８右）。

ところが、せっかく心臓からはるばる送

られてきた血液が、本来の目的を達せずに静脈に帰ってしまうことがあります。今度は図8の左側を見てください。毛細血管の手前になにやらいびつな血管があって、動脈から静脈に直接つながっているのがわかると思います。これがあるおかげで、その先の毛細血管の部分には血液が回ってきません。

このような動脈から静脈に直接流れ込むような血管を「動静脈短絡《どうじょうみゃくたんらく》」と呼びます。この血管がまさしく血液の流れを手前で奪っている血管です。この血管があるとどうなるでしょうか？　この先の組織は血液が回ってこなくて酸素が足りていないために、血管が少ないいんだと勘違いをして「新しい血管を作るように」という指令を出します。ＶＥＧＦという物質を出すわけです。ＶＥＧＦが出ると、新しく血管が増えますが、できた血管はモヤモヤ血管です。モヤモヤ血管はぐちゃぐちゃとしていてパイプとして機能しないので余計に酸素が回ってこなくなります。このため、組織はさらに「血管が足りない！」と勘違いしてしまいます。そして「さらに血管を作るように」という指令を出し続けます。こうしてモヤモヤ血管が長く居座るような悪循環の構造ができ上がります。

このような「盗み取り現象」は、長引く痛みの患者さんに頻繁に見られます。どうしてそう言えるかというと、盗み取り血管があるかないかは、血管を撮影しているとすぐにわかるからです。動脈から静脈に直接注ぎ込むような血管があると、動脈から流した造影剤があっという間に静脈に流れ込むために、静脈がすぐに見えてきます。正常であれば、毛細血管を通過してから静脈に流れるため、動脈から造影剤を流してもすぐに静脈が見えることはないのですが、このようにすぐに静脈が見えてしまうのは、盗み取り血管がたくさんあることの証拠なのです。

このような「盗み取り現象」のせいで、モヤモヤ血管のある場所は、血管が多いにもかかわらず酸素濃度が低いということが起きてしまいます。低酸素で作られる乳酸などの物質は痛みの原因になることが知られていますから、このような低酸素の環境もモヤモヤ血管が痛みの原因となる理由なのです。そして低酸素であれば体はさらに血管を作るように働きかけます。このため、数年という長い間に渡って、モヤモヤ血管がずっと長く居座ってしまうのです。

モヤモヤ血管は40歳から急増する⁉

さて、モヤモヤ血管がどのようなものか、そしてなぜ痛みの原因になってしまうかについて書いてきました。このようなモヤモヤ血管は誰もができてほしくないものです。ぐちゃぐちゃして役に立たないばかりか、長引く痛みの原因にもなってしまうのですから。人間の体がきちんとできているとしたら、このようなモヤモヤ血管はできないように守ってほしいところです。

では実際はどうかというと、確かに人の体にはモヤモヤ血管ができないようにする機能が備わっています。ただし、ある年齢を過ぎるとその機能が落ちてしまうようです。

写真10を見てください。軟骨の血管を研究した人が撮った写真です。不幸にも10代で亡くなってしまった方の軟骨と軟骨下骨という場所の血管を写しています。

よく見てみると画面の上半分、軟骨下骨の部分には血管がたくさんあるのに対して(黒い線が血管)、軟骨とされているところでは血管がほとんどありません。まるで軟骨のほうには血管が入らないようです。

写真10　ひざ関節の軟骨と軟骨下骨における血管（[9]より）

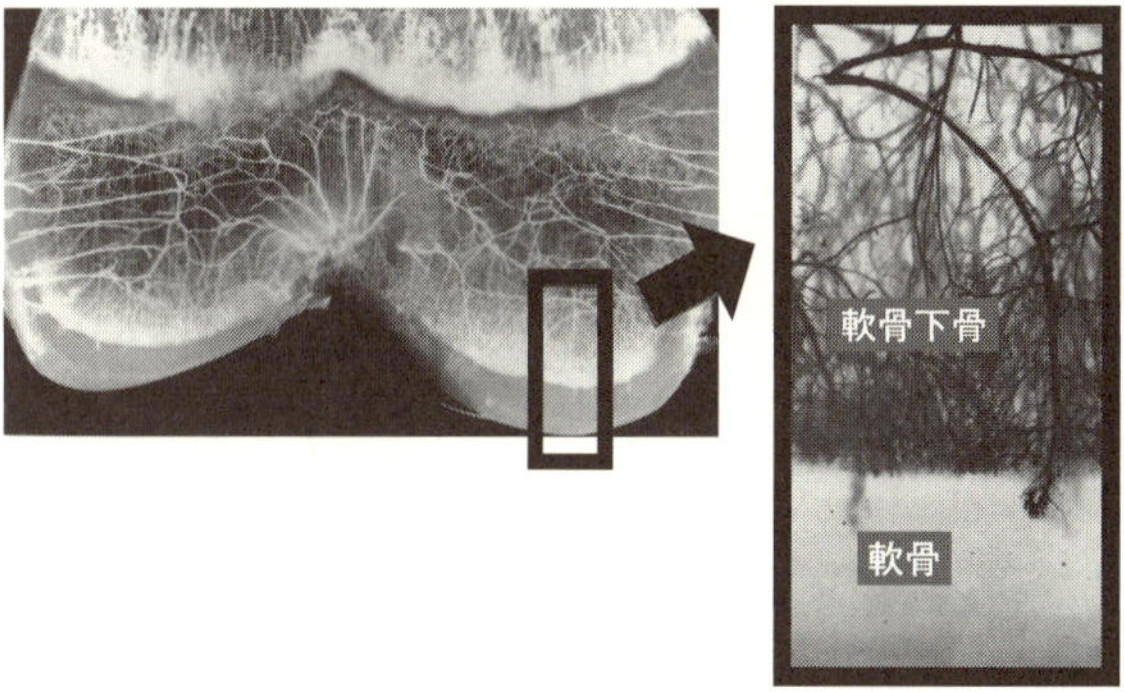

これはたまたま入らないとか、固くて物理的に入れないということではありません。軟骨から「血管を寄せ付けないようにする」物質が大量に分泌されているのです。軟骨は血管をほとんど必要としません。むしろ血管が入ってきてしまうと軟骨にとっては不利なのです。ですからこのように血管を寄せ付けないようにしているのです。

人の体には「新しく血管を作らないように」という指令を出す物質がたくさんあります。軟骨だけでなく腱や靭帯、あるいはさまざまな軟部組織に存在しています。これらが私たちの体の中で「簡単にモヤモヤ血管ができないように」してくれています。

モヤモヤ血管ができるのを防ぐために絶えずそ

図9　ひざ痛を感じはじめた年齢

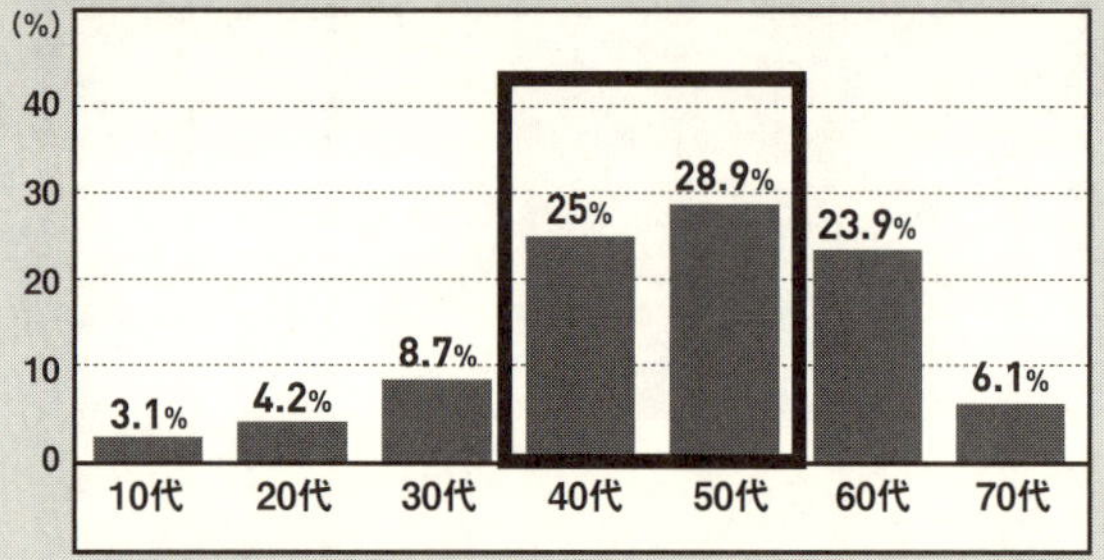

（科研製薬株式会社・生化学工業株式会社「ひざの痛みと対処法に関するアンケート調査」（有効回答＝800）より）

のような物質を出していないといけないのですが、それが枯渇してしまうことがあります。そのような物質を作る細胞が枯渇したり、あるいは作らなくなってしまったり。原因はさまざまですが、とにかくそういう物質が作られなくなる。するとどうなるかというと、モヤモヤ血管ができてしまう確率が増します。

どうもこのような枯渇が始まるのが40歳くらいのようです。なぜそのように言えるかというと、一番の根拠はこの前後に「長引く痛み」を抱える人が急増するからです。

モヤモヤ血管が肩関節にできると肩に強い痛みが生じるようになります。じっとしていてもジンジン痛い。これを世の中では「四十肩」とか「五十肩」と呼んでいます。その呼び名からもわかるように、この疾患は圧倒的に40歳以上からなりやすくなります。

ひざはどうでしょうか？　図9を見ると一目瞭然です。痛くなるのは40歳。では腰痛は？　というとやはり痛くなり始めは40歳くらいが多いようです。

このようにしてみると私たちの体は40歳、50歳まではモヤモヤ血管ができないように何とか頑張っているわけですが、その年齢を超えるとそのような血管への防御機構が破綻して血管ができやすくなってしまう。そのために長引く痛みを抱える人が増えてしまうということがわかります。

乱れた姿勢や繰り返される負担がモヤモヤ血管を作り出す

年齢のほかにモヤモヤ血管ができやすくなる要因として、「姿勢の乱れ」や「繰り返される負担」があります。たとえば、モップなどを使う掃除や介護など、中腰の姿勢を頻繁に取るような仕事です。長年このような仕事をされている方は負担の少ない体の使い方を知っています。しかし私のような素人がいきなりこのような仕事を始めたとしたら、早々に腰が痛くなることは想像に難くありません。また最近ではパソコン、スマホやタブレット端末の画面を見る時間も長くなっています。これらを使うときの、首を前に突き出したような姿勢は五十肩、あるいは首の痛みや肩こりを生じさせます。

このような無意識の姿勢の乱れや、繰り返される負担によってモヤモヤ血管が作り出されることがわかっています。

長引く痛みについてのまとめ

モヤモヤ血管は、長引く痛みを持つ人のうちおよそ9割の人の原因となっていると考えていますが、すべてではありません。痛みの全体像を見てみましょう。

まず、モヤモヤ血管が作られやすい環境が挙げられます。つまり年齢や生活習慣病の有無、あるいは姿勢の悪さ、使いすぎによって関節にかかる負担、外傷などです。そこでモヤモヤ血管ができるとそれにともなって神経が増えます。これは裸の神経線維で専

図10　長引く痛みについてのまとめ

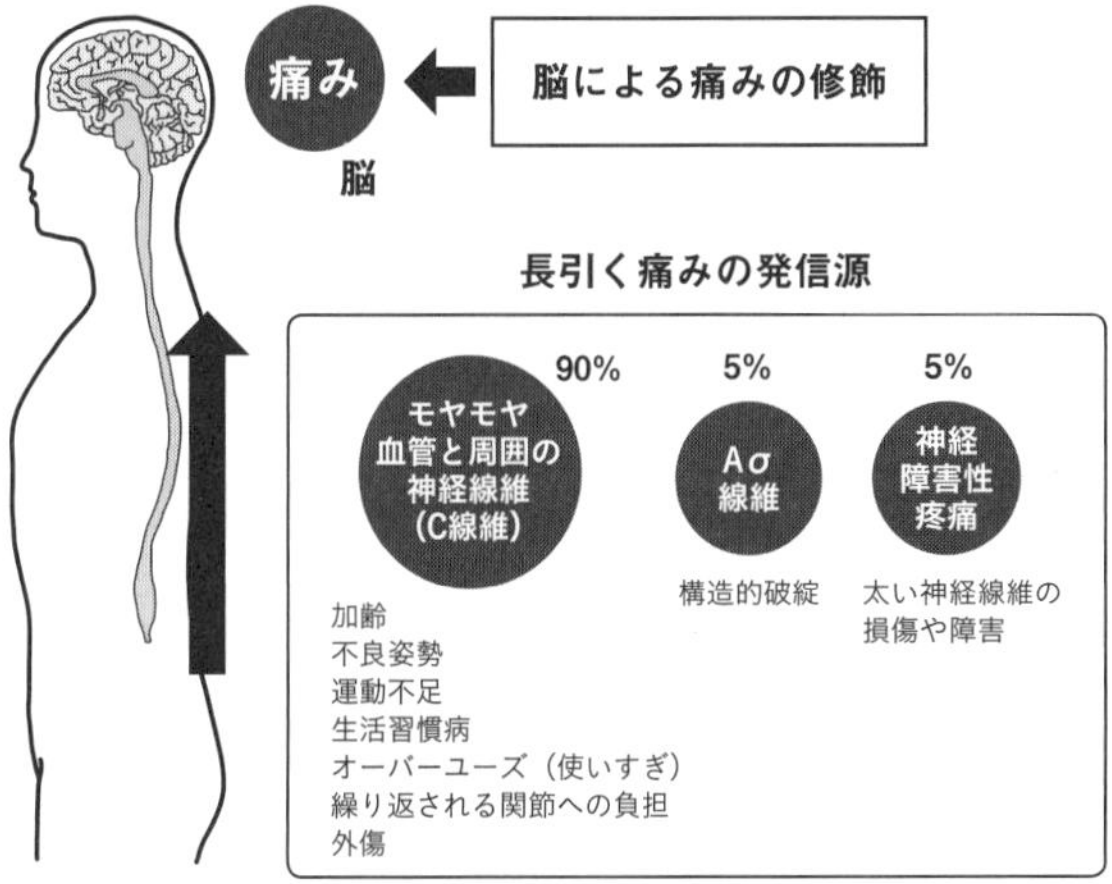

門的にはＣ線維と呼ばれるものです。これが長引く痛みの発信源となっています。痛みの性質としては「ズキズキ」や「ジンジン」「重い」「チクチク」「ズキンズキン」などと感じる人が多く見られます。

痛みの全体像となると、Ｃ線維だけではありません。そのほかにＡδ（エー・デルタ）線維というのもあります。これは体内の何らかの組織が引っ張られたりするときに走る一瞬の痛みです。たとえば半月板が切れている人は、深くしゃがみこんだときにひざの後ろ側がピキッと痛むことがあります。このような痛みは一瞬の短い痛みでありAδ線維からの痛みです。このAδ線維の痛みはモヤモヤ血管とは関係がありません。長引く痛みの中に占める割合は少なく5%くらいではないでしょうか。

さらにもうひとつ痛みの原因として、太い神経線維が原因の「神経障害性疼痛《とうつう》」が挙げられます。これには、三叉神経痛や帯状疱疹のあとに残った痛み、糖尿病性神経障害あるいは脊髄損傷からくる痛みなどが挙げられます。失った腕や足に痛みを感じる「幻肢痛」もこの中に含まれます。神経障害性疼痛は、人口の1%に満たないほど少ないという報告[10]があるため、長引く痛みを持つ方の中では5%くらいと見積もります。

そして、痛みは最終的に脳で感知されます(図10)。脳に行くまでは「痛み」としては認識されません。脳に情報が届いて「痛み」として認識される過程にもさまざまな問題を抱える場合があります。脳によって痛みは修飾される、つまり本来の信号の強さが増大されたり、あるいは縮小されたりします。脳や心理的な側面が痛みにどう作用するかは第4章でご紹介します。

コラム

古傷はなぜ寒い日に痛む？

「古傷が痛む」などと表現するように、昔に傷めた場所が気温の低い日に痛むことがありますが、この痛みにも、血管が関係しています。

人間の体は、傷ができると修復するように努めます。この過程で新しく血管ができます。怪我の直後は新しい血管ができますが、２～４週間後には血管が減少（消退）していきます。しかし、損傷が大きかったり、繰り返し起きたりするときは、新しくできた血管が完全に消退せずに残ってしまい、その周りに痛みの神経が増えるのです。これらは常に痛いわけではありません。

人間の体は、外気温が急に下がると正常な血管を収縮させようとします。このとき、行き場を失った血液が余計な血管に急に流れ込みます。余計な血管は外気温にともなう収縮が正常に調節されないからです。

急に気温が下がったり、エアコンの風に当たったりして体が冷えると、以前にできた血管と神経が刺激されてズキズキと痛む、つまり古傷が痛むと考えられるのです。

[1] Okuno Y, Nakamura-Ishizu A, Otsu K, Suda T, Kubota Y. Pathological neoangiogenesis depends on oxidative stress regulation by ATM. Nat Med. 2012 Jul 15

[2] Sarno J.E., Mind Over Back Pain, Berkeley Book 1986

[3] Espahbodi S1, Doré CJ, Humphries KN, Hughes SP. Color Doppler ultrasonography of lumbar artery blood flow in patients with low back pain. Spine (Phila Pa 1976). 2013 Feb 15;38(4):E230-6.

[4] Terabayashi N, Watanabe T, Matsumoto K, Takigami I, Ito Y, Fukuta M, et al. Increased blood flow in the anterior humeral circumflex artery correlates with night pain in patients with rotator cuff tear. J Orthop Sci. (2014)

[5] John Ridgway et al. Inhibition of Dll4 signalling inhibits tumour growth by deregulating angiogenesis. Nature 444, 1083-1087 (21 December 2006)

[6] 『The biology of cancer』 Robert A. Weinberg. Garland Science 2007

[7] Björn-Ove Ljung et al. Substance P and calcitonin gene-related peptide expression at the extensor carpi radialis brevis muscle origin: Implications for the etiology of tennis elbow. Journal of Orthopaedic Research FEB 2005

[8] Alfredson H. et al. High intratendinous lactate levels in painful chronic Achilles tendinosis. An investigation using microdialysis technique. J Orthop Res. 20 (2002) 934-938.

[9] Henry V. Crock. An Atlas of Vascular Anatomy of the Skeleton and Spinal Cord. Murtin Dunits 1996

[10] 『Incidence rates and treatment of neuropathic pain conditions in the general population.』 Dieleman JP et al. Pain. 2008 Jul 31;137(3):681-8.

第3章

自分でできるモヤモヤ血管の探し方

これまでお話ししてきたように、痛い場所にはモヤモヤ血管があります。モヤモヤ血管ができやすい場所は決まっているので、そこを診れば「長引く痛み」の原因がわかります。モヤモヤ血管は、長引く痛みの原因の9割を占めています。長引く痛みがある人のほとんどは、モヤモヤ血管を持っており、それを減らせば、痛みは改善するのです。治療の方法はたくさんあります。唯一の治療法があるわけではありません。私はカテーテル治療や注射の治療をしていますが、第5章で紹介するようにご自分で痛みを軽減させられる方法や、それ以外にもモヤモヤ血管を減らすのに有効な治療法があります。

モヤモヤ血管の見分け方

モヤモヤ血管があるかどうかを判断する方法をここで簡単にご紹介します。モヤモヤ血管はレントゲンでは見えませんが、自分でチェックできる方法がいくつかあるのです。痛みのある場所を指で押してみると痛みが発生する、あるいはもともとある痛みが強くなることがあります。これを「圧痛」と呼びます。圧痛のある場所には、ほぼ間違いなくモヤモヤ血管があります。ですから「圧痛の有無」は大きな判断材料になります。圧痛があればモヤモヤ血管あり。ただし、モヤモヤ血管があっても、必ずしも「圧痛」があるわけではありません。「圧痛がない＝モヤモヤ血管がない」ではないのです。

また、じっとしているときに痛い、あるいは睡眠中に痛い場合も、モヤモヤ血管がほぼ間違いなく関係しています。ただし圧痛と同じように、これらの痛みがないからといってモヤモヤ血管がないと決まるわけではありません。

さらに、モヤモヤ血管の痛みの感じ方ですが、「ズキズキ」「ジンジン」「ズーン（重い）」「チクチク」……と表現されるような痛みの原因は、ほとんどモヤモヤ血管です。教科書的にはジンジンやチクチクなどは「神経障害性疼痛」という神経が原因の痛みとして認識されていることが多いのですが、私たちの経験からモヤモヤ血管を持つ患者さんはこのような痛みを訴えることがわかってきました。このような痛みの学問的な分類の仕方は、近い将来に見直されるのではないかと思っています。

モヤモヤ血管があるかどうかを判断するには、このような痛みの出方、感じ方、圧痛があるかどうかなどを参考にしてみてください。

さて、ここから先はモヤモヤ血管がどこにできるのか、長引く痛みの原因はどこにあるのかを、体の部位ごとに説明していきます。

長引くひざの痛み

●ひざの内側が痛い

Aさんは52歳の女性。半年前から急に右ひざの内側が痛み出しました。レントゲンでは異常なし。MRIでも半月板や軟骨には異常がありません。階段を下りるときに特に痛みます。ヒアルロン酸の注射が始まりましたが一向に良くならず、3か月目に「あなたには効かない」と言われます。次に言われたのは「やせましょう」。ほかのお医者さんには、「原因がなくても、ストレスや心理的なことで痛い人もいる」などと言われます。「誰か私の痛みをわかってくれる人はいないのかしら……」と悩んでいます。

ひざの痛みで最も多いのは、Aさんのような「内側が痛い」という症状です。階段の

図11　ひざの構造

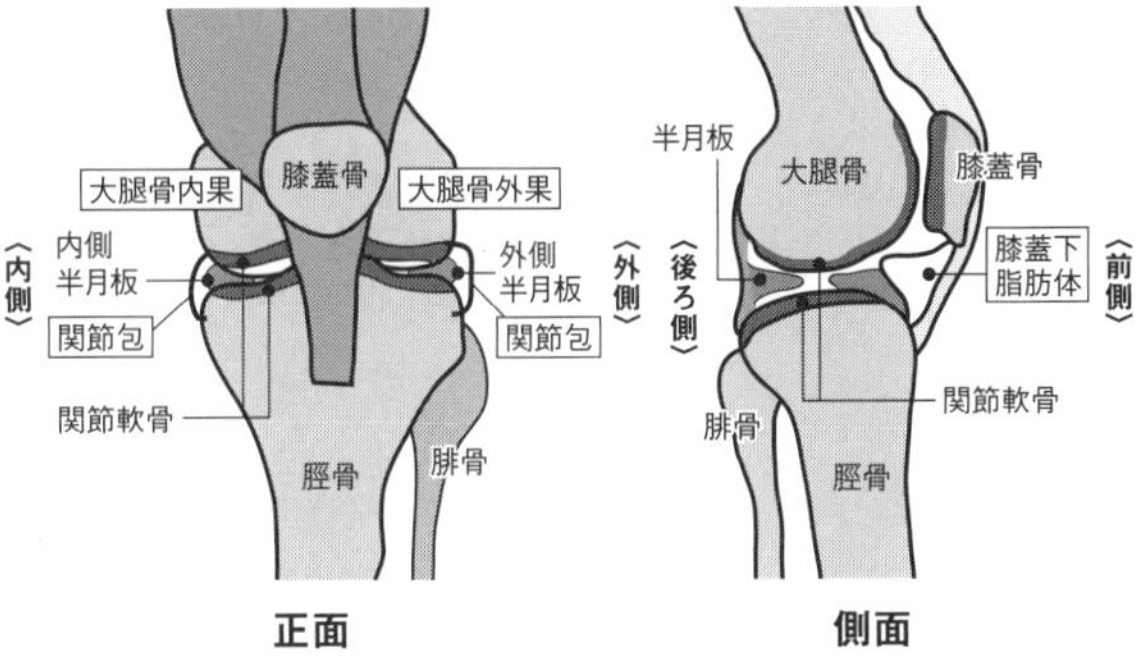

上り下りがつらい、長時間座ったあとに立ち上がるときが痛い、正座がつらい、じっとしていても内側がズキズキ痛くなるなどなど。これらはほぼすべてモヤモヤ血管からくる痛みです。

　まず簡単にひざの構造を見てみましょう。ひざは、太ももとすねの間にある関節ですね。図11を見てください。側面から左脚を見た図の前側、ひざの一番前にあるのが膝蓋骨《しつがいこつ》（ひざ小僧）です。ひざの皿とも呼ばれていますね。そのすぐ下に「膝蓋下脂肪体《しつがいかしぼうたい》」があります。あとで出てきますので覚えておいてください。

　左脚のひざの正面の図は一部を除いた図ですが、まず大腿骨内果《だいたいこつないか》、大腿骨外果《だいたいこつがいか》、脛骨《けいこつ》という3つを見つけてください。これらはすべて軟骨がついていて、さらに軟骨の間に半月板という組織が挟まっています。さらにこれらを包んでいるのが関節包《かんせつほう》と呼ばれる袋です。ひざは、簡単にいうと、以上のような構造でできています。

ひざの痛みの原因部位として、軟骨と半月板のふたつが有名です。これらはもちろん重要です。半月板はひざが正常に機能するには必須の組織です。また軟骨があることで大きな負荷に耐えられます。しかしこれらの組織が必ずしも痛みの原因になるとは限りません。純粋に半月板や軟骨が痛みの原因となることは実は少ないとされています。むしろ多くの痛みは、今まであまり注目されてこなかった場所にモヤモヤ血管ができて、そこから痛みが生じているというのが私の実感です。

モヤモヤ血管ができやすいのは、骨膜《こつまく》、脂肪組織、滑膜《かつまく》、関節包と呼ばれるような組織です。あるいは腱の付着部や滑液包、軟骨下骨といった組織。これらの場所にモヤモヤ血管ができて痛みの原因となることが多くあります。骨膜や脂肪組織などはこれまでほとんど注目されていませんでした。しかし、これらにはモヤモヤ血管ができやすく、実は痛みの原因となりやすいのです。

写真11　痛みのあるひざの血管と正常な血管

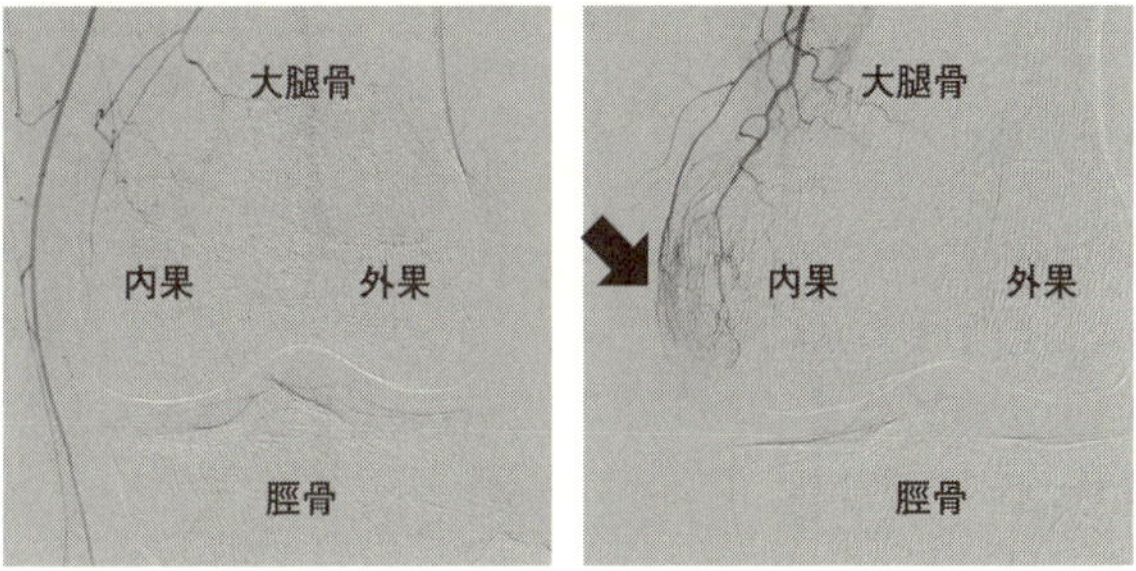

症状なし　　ひざの内側の痛み

「大腿骨内果」という骨のでっぱりの周りの骨膜は、中でも最もモヤモヤ血管のできやすい場所のひとつです。写真11を見てください。ひざの内側に痛みのある人の血管と正常な血管を並べています。一目瞭然で、ひざの痛みのある人にはモヤモヤ血管があるのがわかると思います。これが、大腿骨内果の周りにある膜（骨膜）に増えたモヤモヤ血管です。

次に、写真12を見てください。人工ひざ関節を植え込んだあとに痛みが残ってしまった人の血管撮影です。やはり同じように大腿骨内果の骨のでっぱりの周りにモヤモヤ血管ができているのがわかると思います。体の表面から見ると、図12の場所にあたります。大腿骨内果の骨膜は痛みの原因となることが実に多いのですが、ほとんど無視されています。医

図12　大腿骨内果の位置

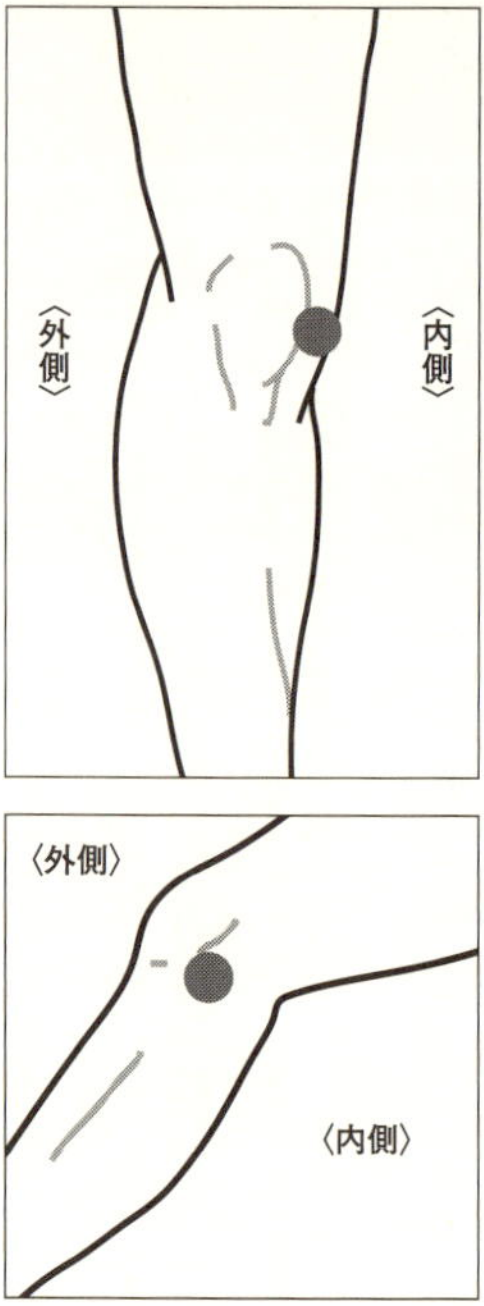

写真12　人口ひざ関節手術後に痛みが残った人の血管

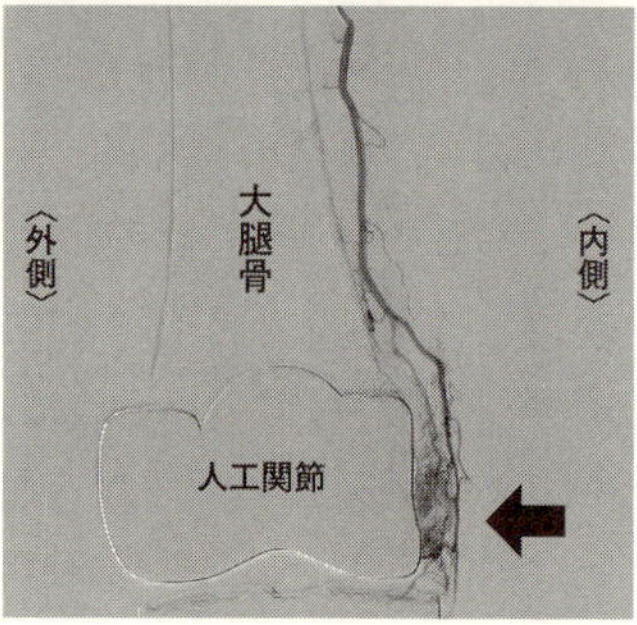

学の教科書にも書かれていません。このため、本当はこの場所が原因で痛いにもかかわらず「半月板のせいですね」などと言われて半月板を切除されてしまうこともあります。半月板の手術を受けたものの痛みが変わらずに不安がる方がたまに私の外来にいらっしゃいます。モヤモヤ血管を減らすように治療することで痛みが改善し、「手術を

受けたのに痛いままで不安だったけど、治療を受けて良かった！」と喜んでいただくことが多々あります。半月板は、実際には痛みの原因になることは少ないというのが私の印象です。

ただし、深くひざを曲げた瞬間にひざの後ろ側にピキッという痛みが走る、このような症状は半月板が挟まることで生じる症状です。モヤモヤ血管は関係なく、挟まった組織が引っ張られることで出る痛みです。こういった痛みの場合は半月板の手術で改善させることができます。

この章の冒頭のＡさんは私のクリニックを受診し、この骨膜の痛みであると判断しました。モヤモヤ血管を減らす注射とモヤモヤ血管を減らす圧迫治療をすることで痛みが２週間ほどで完全に取れました。なぜほかの病院の注射は効かなかったのに私の注射が効くのか？　それらは読み進めていただくとわかります。

モヤモヤ血管の探し方　ひざの内側編

図13

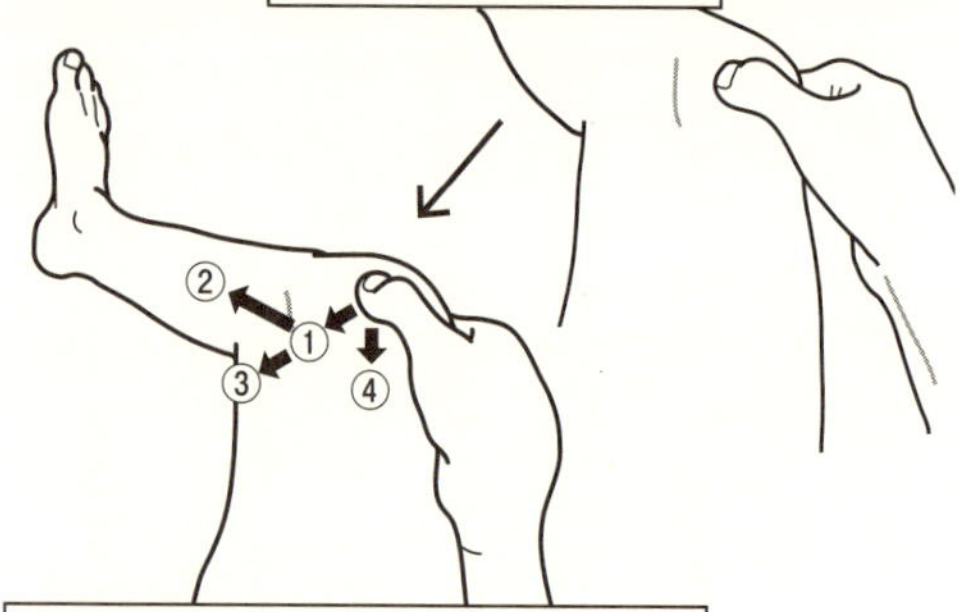

①大腿骨内果、②鵞足部、③半月板基部
④内側の滑膜の位置

椅子に座り、右脚を少し前に出します。その位置でまずひざ小僧の位置を確認します。ひざ小僧は円形に近い形ですから、ふちを一周ぐるっと触ってみましょう。

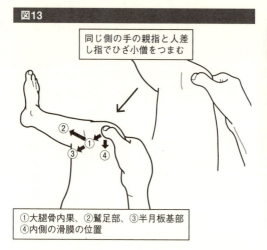

次に図13のように同じ側の手の親指と人差し指でひざ小僧を横からつまみます。次にそのままガニ股になるように股を開いてひざの内側が見えるようにします。親指をその位置から内側に指1本分ずらします。このあたりは骨のでっぱりを感じませんか？　ここが大腿骨内果です。この周辺を押して痛いようでしたら骨膜

の痛みです。さらにそこからすねのほうに向けて下に順に押していきます。図14②に痛みがあるようでしたら鵞足部《がそくぶ》の痛みです。これも骨膜の痛みと言えます。次にもう一度、大腿骨内果に戻り、そこからさらにひざの内側に向けて指を進めます。ひざの裏に達する手前の位置（③）に痛みを感じるようなら、半月板基部という関節包の一部の痛みです。また最初の位置から図15のようにひざの上に向けて指１本から２本分上がったところ（④）に痛みがあるようでしたら、内側の滑膜にできたモヤモヤ血管の痛みとなります。

●ひざの前方が痛い

Bさんは16歳の女子高校生。スポーツ推薦でバスケットボールの強豪校に進学しました。ところが入学直後から右ひざの前のほうが痛くなります。ひざ小僧のすぐ下です。MRIを受けましたが、原因が見つかりません。痛みのためにに練習はほとんどできません。推薦で入学した手前、部活動ができないのは非常につらく、顧問の先生からも「いつになったらできるんだ」と責められます。私だって休みたくて休んでいるわけではないのに……。リハビリに懸命に通い、1年が経過したところで「ひざの中を見てみましょう」と言われて関節鏡の手術を受けますが、異常はありません。こんなに痛いのに異常なし？　なんで？　誰も理解してくれない……。ただただ途方に暮れています。

Bさんのように、ひざの前のほうの痛みを訴える人がいます。高齢の方に多い痛みですが、実は10代、20代の人も悩まされやすい場所です。

この痛みも「半月板のせいだ」「ひざのお皿のせいだ」などと間違って捉えられがちです。しかし、原因不明のひざ前方の痛みは、「膝蓋下脂肪体」という脂肪組織にできたモヤモヤ血管が、その原因の大半を占めています。

「脂肪が痛みの原因になるの？」と疑問に思う方が多いでしょう。

しかし、図14を見てください。これはカリフォルニア大学整形外科のダイ医師のおこなった有名な研究結果をまとめたものです[1]。彼はなんと自分自身を実験台にして、自分のひざの中に関節鏡という細い筒を入れます。しかも全身麻酔でなく部分麻酔でおこなうのです。すると意識があり、痛みも感じます。この状態でひざ関節の中のいろい

図14　ダイ医師によるひざ関節の痛む場所

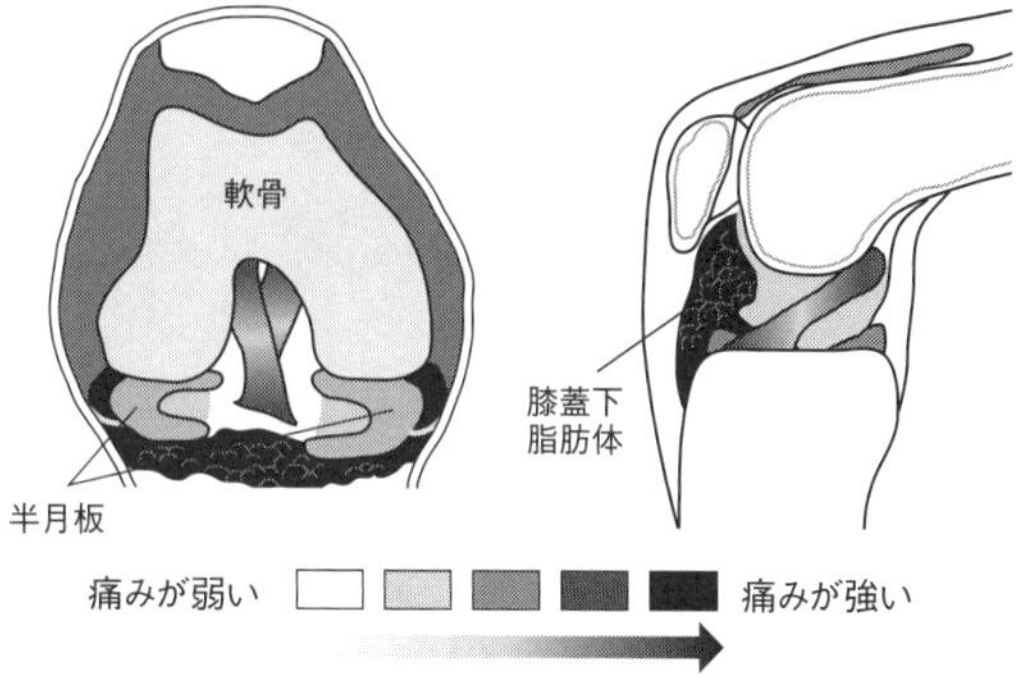

ろな場所を押してみて、どこが痛むのかを示すマップを作りました。色が濃くなるほど痛みを強く感じたところです。こうして見てみると、膝蓋下脂肪体という場所が最も強く痛みを感じていることがわかります。逆に、半月板や軟骨は色が薄く、あまり痛みを感じていません。

ほかの研究でも同様のことが示されています。「ひざの前方の痛み」を感じている人でどの場所に神経線維が増えているかということを調べた研究があるのですが、その研究によると膝蓋下脂肪体の中に神経線維が増えている、それも「小さな血管の周りに増えている」という研究結果が出ています［2］。まさしくモヤモヤ血管の周りに神経が増えているということを示しているのです。

しかし、これらの変化はＭＲＩでは映りません。モヤモヤ血管は通常のＭＲＩで見えないので「異常なし」です。このために「本当に痛いの？」とお医者さんからも首を傾げられてしまう人が出てくるのです。特に10代の人に多いので、多感な時期にかわいそうな思いをする人が大勢います。

Ｂさんは、私のところに受診した患者さんです。大学病院を回っても原因がわからず、ただただ痛み止めの薬が増えていく一方でした。幸いなことに、膝蓋下脂肪体を治療することで痛みは改善しました。痛みが良くなっただけでＢさんはハキハキと話すようになり、自分に自信を取り戻していることが一目瞭然でした。長引く痛みがいかに影響を与えていたかがわかります。

ひざの前のほうの痛みには、ほかにも膝蓋腱《しつがいけん》という腱とその周りにモヤモヤ血管ができてしまう「膝蓋腱炎」、すねの骨の上端にモヤモヤ血管ができてしまう「オスグッド病」、内側寄りの滑膜にモヤモヤ血管ができる「タナ障害」などがあります。このように一見たくさんの病名がついていますが、結局のところモヤモヤ血管ができていて、そのできる場所によって呼び名が変わっているだけなのです。

モヤモヤ血管の探し方　ひざの前方編

椅子に座った姿勢から足を前に大きく出し、膝を伸ばしてかかとだけ地面につくようにします。そしてひざ小僧を確認して、そのすぐ下を指で押してください。ひざ小僧の真下は骨のない柔らかい組織です。ここが膝蓋下脂肪体です。中央だけでなく内側や外側もチェックしてみてください。押してみて非常に痛い場所があればモヤモヤ血管があります。

さらにひざ小僧の周りを一周ぐるっと押してみます。内側や上部にも痛みが出る人もいるでしょう。これらは、ひざ小僧の周りの結合組織にモヤモヤ血管ができて痛みが生じています。

図15　膝蓋下脂肪体とその周辺の位置

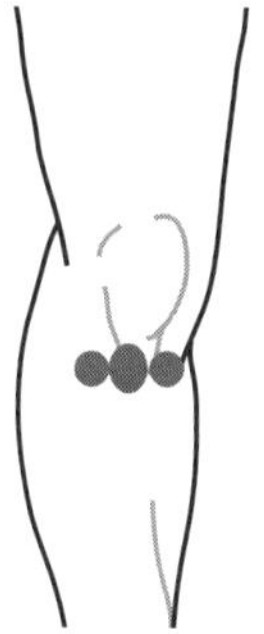

「やせなさい」〜体重とひざの痛みの関係〜

ひざが痛い人が病院で必ずといっていいほど言われるのが「やせなさい」というアドバイスです。

太っていると体が重くなりますから、確かにひざに負担がかかります。これも問題ですが、物理的な負担だけが悪さをしているのではないのです。肥満体型の人は、重力の影響を受けない手の関節にも痛みや変形が増えることが知られています[3]。

では、何が痛みを引き起こすのでしょうか？

実は肥満体型になると体内の脂肪組織の性質が変化してしまうことがもうひとつの大きな問題なのです。高カロリー食、高脂肪食を続けていると、体の中の脂肪組織が「炎症タイプ」に変化することが知られています。炎症タイプに変化すると、血管が増えます。このため脂肪組織の中にモヤモヤ血管ができやすくなるのです。これはすでに動物実験でも確かめられています[4]。

また、運動不足もいけません。体の中の軽微な炎症を長引かせる原因になります。軽い運動、特に有酸素運動を継続することによって、全身の組織の軽微な炎症が収まります。やはり脂肪組織が炎症タイプからノーマルタイプにシフトすることが研究報告されています[5]。これにともなってモヤモヤ血管が減ります。

ですから重要なのは、体重を落とすことだけでなく、食事内容を見直す、あるいは運動量を増やすことによって、体内の脂肪の状態を「炎症タイプ」から「ノーマルタイプ」に変えることなのです。

さて、ここまでひざの痛みについて触れてきました。もちろんこれだけですべての痛みをカバーできたわけでは決してありませんが、多くの人の痛みの原因となっていながらも、現在の診療では見落とされている部分を中心にご紹介しました。

コラム

ひざへのヒアルロン酸注射

ひざ関節の袋の中にヒアルロン酸を注入することがあります。このヒアルロン酸注射は軽い痛みであれば効きますが、「長引く痛み」として本格化したものにはほとんど無効です。これは以前から指摘されており、アメリカ整形外科学会も2013年に「ヒアルロン酸の関節内投与は確かな根拠がなく、変形性関節症の治療としてもはや推奨しない（原文まま）」と発表しています。なぜでしょうか？

答えは単純で、「投与する場所が悪い」からです。効果が出にくい場所に打っているのです。ヒアルロン酸注射はひざ関節の袋の中に注入するのですが、ひざの痛みの原因の多くは、関節の袋の中ではなく、袋の外にあります。関節の袋の外にある骨膜や脂肪組織にあることが多いのです。

では、ヒアルロン酸の関節内注射は全く無効かというとそうではなく、関節の軟骨がすり減るのを防ぐ効果があるようです。ですから痛みを取る目的よりも、長くひざを良い状態に保つために使われるべきものかもしれません。

長引く肩の痛み

●エプロンのひもを後ろで結べない

Cさんは50歳の女性。保育士として働いています。1年ほど前、エプロンを結ぼうと腕を後ろに回したところ、右肩に痛みが走りました。徐々に肩の痛みは強くなって、夫に服を引っ張ってもらわないと着替えることもできなくなります。肩がほとんど動かないので、髪を洗うこともできません。いくつかのお医者さんやマッサージにも行きますが一向に改善しません。仕事の苦痛も日に日に増します。子どもはそんなことお構いなしにCさんの体に乗っかってきます。そのたびに涙が出るほど痛みます。子どもを怒るわけにもいかず、このつらさをどこにぶつけたらいいの、とただただ嘆きます。

Cさんの症状は、典型的な五十肩の症状です。「四十肩、五十肩と呼び方が異なりますが、どう違うのですか?」という質問をよく受けますが、どちらも同じです。専門的には「肩関節周囲炎」という状態で、40歳代の人がかかれば四十肩、50歳代の方がかかれば五十肩と呼んでいます。ちなみに60歳以降でも五十肩のような症状が出ることがあります。ただし厳密な定義の肩関節周囲炎というのは、肩の動きが極端に悪くなる状態のことで、このような状態になる人は40歳代、50歳代の人がほとんどです。

肩関節周囲炎は「レントゲンでは異常がなく、MRIでも主だった異常がない状態」と定義されています。このためこれらの痛みは「どこに異常があるのか定かでない」とされてきました。

しかし第2章の最初に五十肩の写真をお見せしたように、肩の関節を包む袋にモヤモヤ血管ができているというのが、この五十肩の本質です。五十肩になったばかりの頃は、肩の関節を包む袋全体にモヤモヤ血管ができています。そして時間がたつにつれて関節の袋の前のほうにモヤモヤ血管が残っていくというのが一般的です。

五十肩の痛みがどれくらい続くかというと、平均で1年半から2年とされています。最短でも9か月などと言われ、ある報告では発症してから7年後でも35％の人に痛みが残っていたとされています。痛みのある期間はモヤモヤ血管が居座っていますから、非常にしぶとくモヤモヤ血管が残るのです。次ページから場所を確認してみましょう。

モヤモヤ血管の探し方　五十肩編

まず鎖骨を確認します。鎖骨の内側の端は胸の中央にある胸骨と接し、外側の端は肩甲骨の先に付く横に長い骨です。その全体を触れます。次に鎖骨の外側３分の１の位置から指１本分下に移動させると烏口《うこう》突起という骨のでっぱりに触れます。烏口突起が見つかったら、烏口突起あるいはその少しだけ外側を押してみてください。この位置は「腱板疎部」（図16①）と呼ばれ、五十肩の人が最も痛くなりやすい場所のひとつです。

次にこの位置から指１本分外側に移動し、さらに指２～３本分下にいくと脇の下のあたり（②）に近づきます。ここを押して痛いようなら「腋窩嚢《えきかのう》」にモヤモヤ血管ができている証拠です。

また腱板疎部に戻り、今度は外側に指２本分、下に指１本分移動した場所の周辺を触れます。ここは「上腕《じょうわん》二《に》頭筋腱長頭《とうきんけんちょうとう》」（③）という腱の通り道で、この周りにモヤモヤ血管ができることがあります。

今度は鎖骨に戻り、肩の先端まで移動します。ここは肩峰と呼ばれる骨のでっぱりが

図16　五十肩の原因となる部位

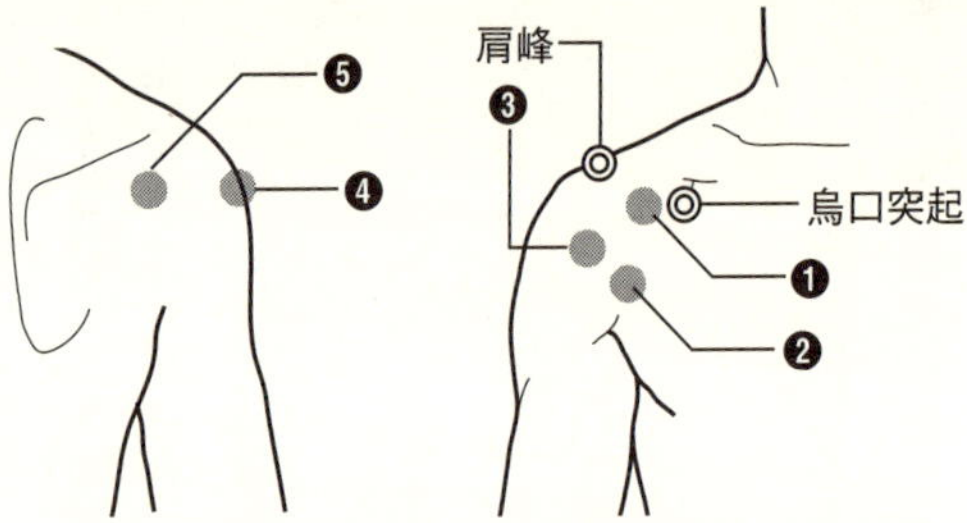

ありますが、その下（④）を押して痛むようでしたら、この付近にある「肩峰《けんぽう》下《か》滑液包《かつえきほう》」か「上腕骨の骨膜」にできたモヤモヤ血管からくる痛みです。

さらに肩峰から背中側へ指を移動させ、そのすぐ下（⑤）を押して痛いようでしたら、「肩の関節包の後方」にモヤモヤ血管ができています。

五十肩の症状であれば以上のような場所のいずれか、あるいは複数の場所が痛くなっているはずです。これらの場所は五十肩に限らず、肩の痛みを持つ人全般に見られる痛みの原因部位です。

●腕の上げ下ろしで痛みが出る

腕を上げたときに痛みが走る、あるいは下ろす瞬間に痛い。これらも多くの人が感じる痛みです。特に中高齢の方がかかります。「肩峰下滑液包」か「上腕二頭筋腱長頭」、あるいは「上腕骨の骨膜」にモヤモヤ血管ができて痛みが生じます。図17の③、④の場所にあたります。ここにできたモヤモヤ血管を減らすことで、痛みが改善されます。

●夜間に痛い

Dさんは60歳の女性。3年前から糖尿病を患っています。明るい性格で友達も多く、年間に100ラウンドするほどのゴルフ好きです。夫と二人暮らしで、月に数回は息子夫婦や孫との食事を楽しんでいます。ところが1年前から左肩に激痛が走るようになりました。日中はあまり痛みを感じませんが、睡眠中に非常に強い痛みを感じます。肩から腕にかけてのその痛みを、Dさんは「自分の腕を切り落として、新しい腕に付け替えてほしいような痛み」と表現します。この痛みが出始めてからというもの、続けて2時間以上寝たことがありません。いくつかの病院に通うもののレントゲンやMRIの検査では異常なし。湿布や飲み薬、あるいは注射をしても効果がない。マッサージに通っても何の変化も感じない。一体いつまでこの痛みは続くのだろうか……Dさんは思います。

Dさんのように夜、痛みが強く出ることを「夜間痛」と呼んでいます。夜間痛は時として激烈な痛みとなり、日常生活に支障が出ることもあります。

普通であれば、体を動かしているときのほうが刺激や負担がかかって痛みが出てもおかしくありません。それなのに夜じっとしているときのほうが痛い。なぜでしょうか。

この原因論をめぐってはさまざまなことが言われてきましたが、一致した見解は得られていませんでした。

第2章で紹介したように、モヤモヤ血管が長引く痛みの原因になっているという観点からカテーテル治療をして気づいたのは、多くの患者さんが「治療当日から夜間痛で目が覚めることがなくなった」とおっしゃったことです。治療後にまず喜ばれるのが、「夜に痛くなくなった」であることが非常に頻繁にあるのです。このことから私は考えました。夜間痛は夜間にモヤモヤ血管に多くの血液が流れることで生じているのではないかと。

血液の流れは、日中と夜間では大きく変わります。日中は体を動かしているので、筋肉に血液がたくさん回ります。また体を動かすことで体温が上昇して皮膚にも多くの血

写真12　夜間痛を訴えた血液透析患者の右肩関節の前面のモヤモヤ血管

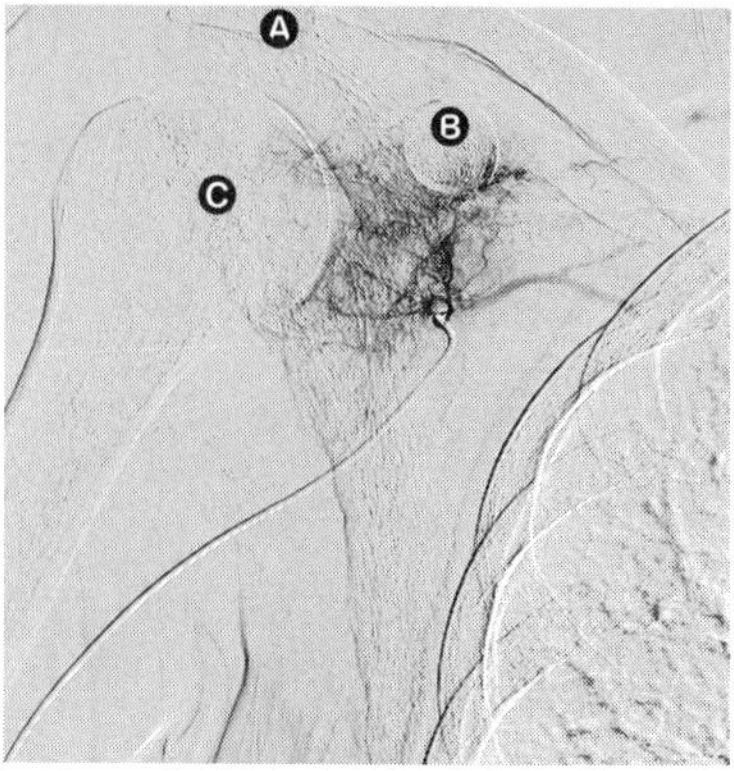

A：肩峰　B：烏口突起　C：上腕骨頭

液が流れて、体温を逃がすように働きかけます。

逆に、夜寝ているときの体は、不動状態です。筋肉はほとんど血液を必要としなくなります。また余計な熱を逃さないようにしますから、皮膚にも血液が回りません。生理学の教科書によると、寝ているときは運動しているときと比べて、筋肉への血液量が20分の1から30分の1に減少します。また皮膚の血液も大きく減少します。

こうなるとどこに血液が向かうでしょうか？　そうです。異常な血管にだけ血液が多く流れる状態になるのです。なぜならこれらの異常な血管には適切な調節機構が存在しないからです。このため夜間には行き場を失った血液がモヤモヤ血管に流れ込み、寝ている最中にズキズキと痛みが増してくるのです。実際に異常な血管を減らすことで夜間痛が劇的に改善することが、何よりの証拠だと考えています。

写真12は、血液透析をしている患者さんの肩にできたモヤモヤ血管です。この方も夜寝ているときに激烈な痛みで起きてしまうという症状で受診されました。血液透析をしている人は肩に強い痛みを訴えることがあり、専門的には「透析肩」と呼ばれています。手術を受ける人もいますが、この方は日帰りのカテーテル治療で症状が改善されました。

●肩こりの痛み

肩こりに悩んでいる人はたくさんいます。月に何度もマッサージに通う人もいます。多くの場合、肩こりは「第一肋骨後方の骨膜」「僧帽筋筋膜」「肩甲上角の骨膜」などにできたモヤモヤ血管が原因です。確かに肩こりはストレスとも関係があるかもしれませんが、モヤモヤ血管が原因で強い症状が出ている人を多く見かけます。特に「片側だけすごく痛む」などという人は間違いなくモヤモヤ血管による痛みの症状です。モヤモヤ血管を治療すると症状が改善します。

ですが、このことは今まで学会や論文では発表してきませんでした。「肩こりも治療しています」と言うと、人はなぜかいかがわしく感じるようです。「何にでも効くということ？」というような目で見られます。いったいなぜでしょうか。肩こりに悩んでいる人は大勢いて、生活の質を著しく落とすつらさがあるのですが、肩こりがない人はあまりこの病気を「病気」とは認めたがらないような雰囲気があります。しかし患者さんの側に立ってみると、治りにくい肩こりは立派な病気であることがわかります。10年以上、肩こりのひどい痛みが続いて苦しんでいた人の治療前後の体験談をご紹介します。

●治療前

25歳の時、スキーで転んでから病院へ行かずに背中、首あたりにシップを貼り、治したつもりでした。30歳を過ぎた頃から寝ていると首がだんだん痛くなり始めたと思います。枕が悪いのかと今までいろいろな枕を買い試していました。肩こりもだんだんとひどくなり、首が思うように回らなくなり、だまっていてもいつも痛い状態でしたが、年のせいかと思いほおっておきました。ぐっすりと眠れる月はなくいつもスッキリ過ごせることがありませんでした。痛みのせいで眉間にシワが寄って顔が変形していくような感じです。

●治療後

治療後は徐々に肩の力が抜けて柔らかくなり、夜ぐっすり深い眠りにつくことができるようになりました。首を左右に曲げることが楽になりました。ホットヨガとマンツーマンストレッチをして体の柔軟性と姿勢を良くしてさらに良くなってきています。治療を勧めてくださった奥野先生に感謝しています。

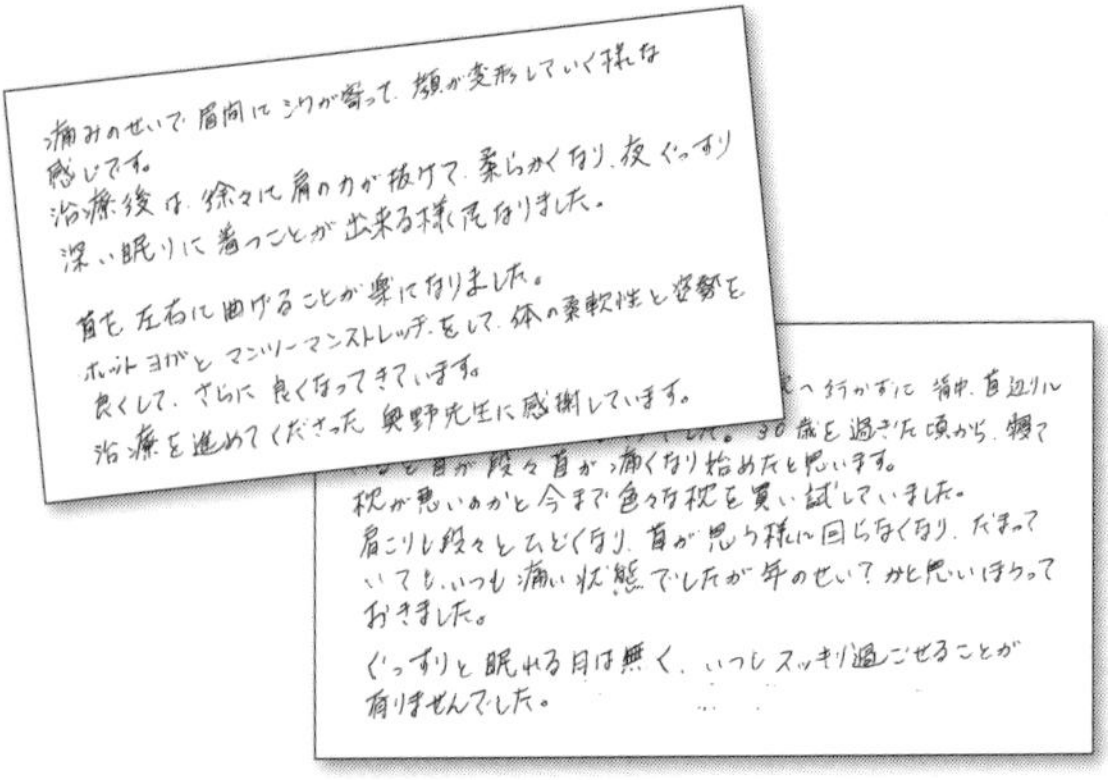
痛みのせいで眉間にシワが寄って顔が変形していく様な
感じです。
治療後は徐々に肩の力が抜けて柔らかくなり、夜ぐっすり
深い眠りに着つことが出来る様になりました。
首を左右に曲げることが楽になりました。
ホットヨガとマンツーマンストレッチをして体の柔軟性と姿勢を
良くして、さらに良くなってきています。
治療を進めてくださった奥野先生に感謝しています。

…へ行かずに 背中、首辺りル
…。30歳を過ぎた頃から、寝て
…首が段々首が痛くなり始めたと思います。
枕が悪いのかと今まで色々な枕を買い試していました。
肩こりも段々とひどくなり、首が思う様に回らなくなり、だまって
いても、いつも痛い状態でしたが年のせい？かと思いほうって
おきました。
ぐっすりと眠れる日は無く、いつもスッキリ過ごせることが
有りませんでした。

長引く腰の痛み

これまで紹介してきたひざ痛や肩の痛みと比較すると、腰痛は特殊な存在といえます。どういう意味で特殊かというと、次章で紹介するような脳の機能異常を多く含んでいるからです。腰痛をお持ちの方は必ず第4章も目を通してください。

しかし、当然ながら脳だけが原因なわけではありません。腰にも「モヤモヤ血管」ができてしまう場所があります。

第2章でも紹介しましたが、イギリスのオックスフォード大学の整形外科医エスパボディ氏は腰痛の患者さんを集めて、あることを調べました。それは「腰痛の患者さんは血流が減っているのか？」という疑問に答えるための研究です。

それまでは血管の流れを体の外から観察することはできなかったのですが、超音波診断装置というものを使うことで体の外からでも体内の血流速度が観察できるようになりました。超音波装置を使って、腰に栄養を送る血管（腰動脈）の血液の流れを測定したのです。

すると、腰の痛い人は痛くない人に比べて血流が平均で1・5倍に速くなっていることが確認されました。

今までは痛みのある場所は血流が「滞っている」と考えられていたのですが、実際に測定してみると血液の流れはむしろ増えていたのです。これは「モヤモヤ血管ができてしまっているから」であることは繰り返すまでもありません。

長引く腰痛を持つ患者さんでモヤモヤ血管ができてしまう場所は、「椎間関節」「椎間板」「椎体」「腰部の筋肉の筋膜」そして「仙腸関節」などが挙げられます。これらすべてを覚える必要はありません。重要なことは、今までは「異常なし」と判定されていた方の多くが前述のいずれかの場所にモヤモヤ血管ができてしまっており、原因が存在するということです。

フィンランドのリハビリ科、グロンブラッド医師は、長引く腰痛で手術を受けた患者さんを調べた結果、椎間関節という場所に小さな血管の増殖と神経の浸潤を確認しています[6]。これはまさしくモヤモヤ血管と神経が一緒になって増え、痛みの原因になっていることを物語っています。

実際に臨床現場で診察していると椎間関節による痛みは非常に多いことがわかります。特に40代以降の方の腰痛のメインの原因となっています。また、仙腸関節も椎間関節と同じく長引く痛みの原因となる場所です。

腰部でモヤモヤ血管ができやすいもうひとつの場所が、椎体や椎間板です。腰の前のほうに位置しているので前かがみになったときに痛みが強く出るようでしたら、ここが原因となっていることが多いです。椎間板は正常であれば血管は侵入していませんが、椎間板炎という状態になると血管とともに神経が入り込んでいくことが報告されています。

モヤモヤ血管の探し方　長引く腰痛編

まっすぐに立った姿勢から少し前かがみになり、洗面台で顔を洗うときのような姿勢になります。このときに痛みが出るようでしたら腰の前のほうの「椎間板」や「椎体」にモヤモヤ血管があることが多いです。逆に後ろに体をそらせたときに痛みが出れば、後ろの要素、つまり椎間関節などにモヤモヤ血管があることが多くあります。しかしこれらは明確に判別できるわけではなく、あくまでも目安です。

次にうつぶせになりましょう。ここからは一人ではできませんから、誰かに手伝ってもらいましょう。助手の人にまず探してほしいのは腸骨稜という骨の位置です。図18のように両手で脇腹を押さえて、骨盤のほうに向かって手を移動させます。最初に触れる骨のでっぱりが腸骨稜です。腸骨稜は文字通り、山の稜線のようになっています。

左右の腸骨稜の頂上を結ぶ線を引いてください。この線の中央にある骨のでっぱりが第4腰椎の棘突起《きょくとっき》です。この上下にも同じように骨のでっぱりがあることを発見してください。それぞれ第3腰椎、第5腰椎の棘突起です。この棘突起から指1本か2本分外側にあるのが「椎間関節」です。第4腰椎の棘突起の横にあるのは第4／5腰椎椎間関節（図18①）。第5腰椎の棘突起の横には、第5腰椎／仙骨椎間関節（②）があります。第3腰椎の棘突起の横には第3／4椎間関節（③）が位置しています。左右それぞれ押してみてください。すると明らかに痛い場所がひとつないしふたつほど見つかることがあります。そこがモヤモヤ血管のできている椎間関節です。椎間関節は深部のため、ほかの関節よりも強めに押しながら探すのがコツです。

次に仙腸関節を見つけます。腸骨稜に戻り、この稜線を内側に追跡します。すると上《じょう》後腸骨棘《こうちょうこつきょく》のでっぱりに触れます。この骨のでっぱりからお尻のほうに少しだけ移動したあたりが仙腸関節（図19④）です。ここを押して痛いようでしたら仙腸関節の痛みです。

図17　腸骨稜の位置

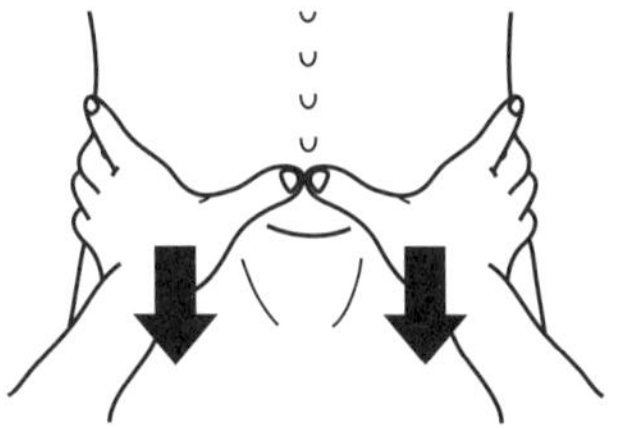

図18　背中側から見た腰部の構造

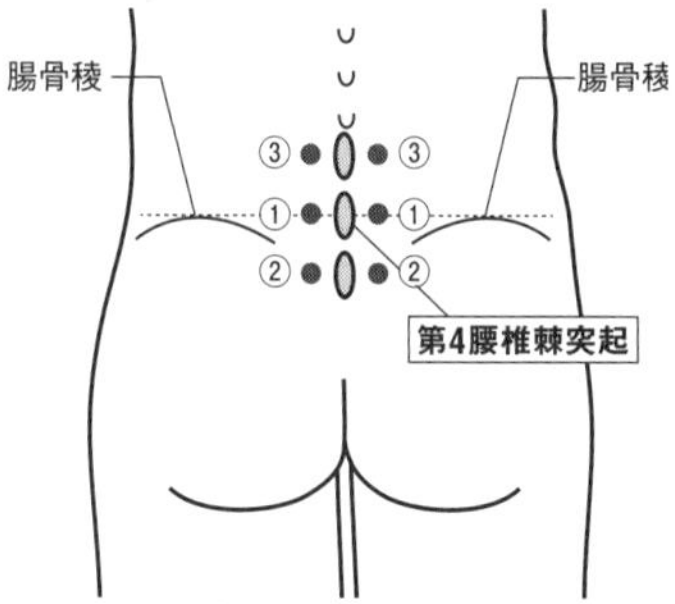

図19　仙腸関節の位置

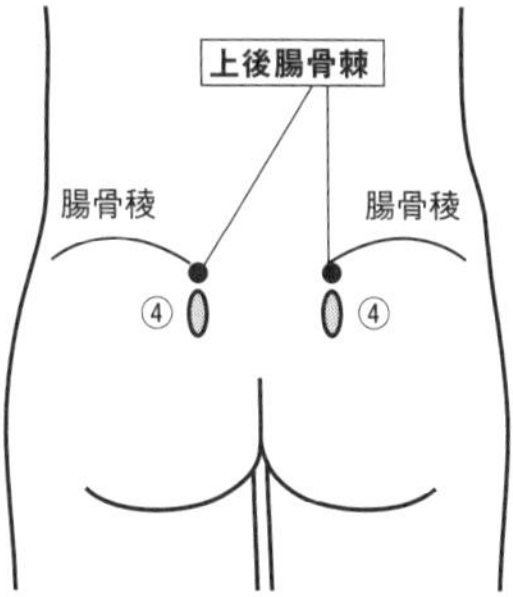

さらに腸骨稜に戻り、腸骨稜の上下を触ります。ここが痛ければここに位置する筋肉の付着部の痛みです。

これらの場所を探してみてください。腰部の前方、椎体や椎間板にもモヤモヤ血管ができますが、体の中央であるため、自分でチェックすることはできません。CTやMRIのSTIRモードが有効です。

長引くひじの痛み

ひじの痛みを生じさせる病気もたくさんありますが、ここではそのうちの最も代表的な外側上顆炎という病気に絞って話をしましょう。

上腕骨外側上顆炎は、一般には「テニスひじ」と呼ばれている病態です。この呼び名からはテニスをする人だけの病気と思われがちですが、そうではありません。ゴルフを楽しむ人にも非常に多いですし、あるいはスポーツでなくても何か重いものを持ち運びする仕事に従事されている方にも頻発します。あるいは全くそのような負担がかからない仕事をしている人にも見かけられます。すなわち「テニスひじ」と言っても、テニスにかかわらない人も含めた多くの方がかかる病気なのです。

テニスひじの症状には「重いものを手で持ち上げるとひじが痛い」「タオルが絞れない」「ペットボトルのふたを開けるときに痛い」などがあります。ひじに痛みがあり、押して痛い場所がひじの外側にあれば大方の場合「テニスひじ」でしょう。

テニスひじの患者さんには血管とそれに伴走する神経が存在していて、それが痛みの原因と考えられています。

モヤモヤ血管の探し方　ひじ編

ひじを90度に曲げて腕を前に出します。ひじの内側に骨のでっぱりがあるのがわかります。ここが「内側上顆」（図20①）という場所です。その姿勢から今度は前腕を内側に回すと、ひじの外側が見えます。外側にも骨のでっぱりがあることがわかります。ここが「外側上顆」（②）です。

図20　内側上顆①と外側上顆②の位置

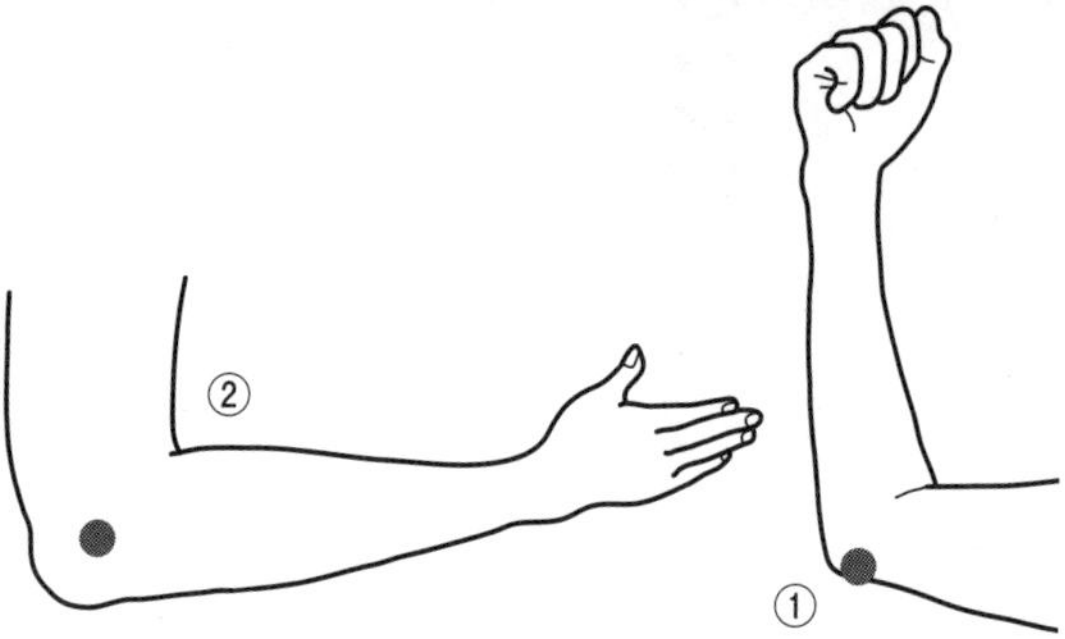

内側上顆を押して痛むようでしたら内側上顆炎（通称ゴルフひじ）、外側上顆を押して痛むようだと外側上顆炎（通称テニスひじ）となります。いずれもモヤモヤ血管ができて生じる痛みです。

長引く股関節の痛み

長く椅子に座っていて立ち上がったときや階段の上り下りで脚の付け根が痛む、夜、寝ていて寝返りを打つときに太ももやお尻、脚の付け根が痛むなど、股関節の周囲にできたモヤモヤ血管からの症状です。図22、23を見ながらモヤモヤ血管のできる場所を探してみましょう。

図21　骨盤の前から探す

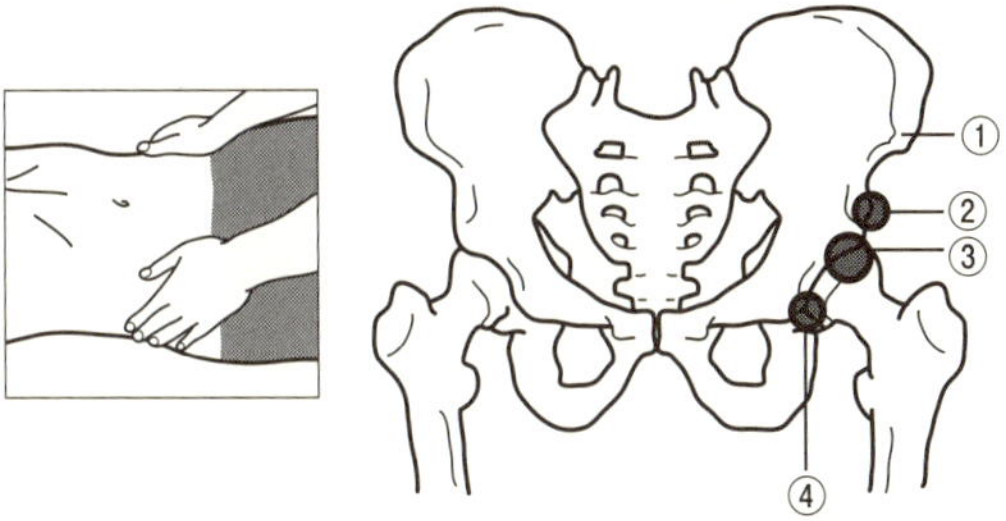

図22　骨盤の横から探す

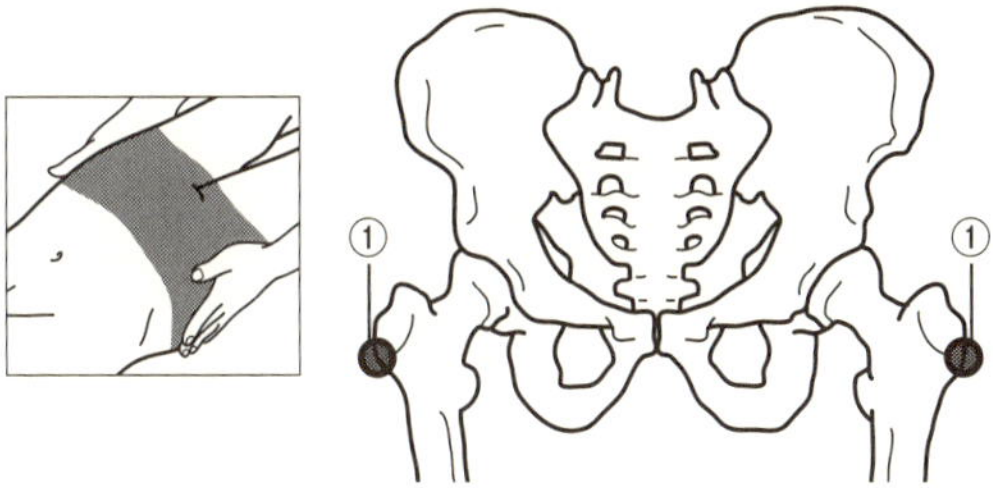

ほかの人に手伝ってもらいながら探しましょう。仰向けになり、図21のように骨盤を前から両手のひらで圧迫すると、骨のでっぱりに触れます。ここが「上前腸骨棘《じょうぜんちょうこつきょく》」（図22①）です。次にその少し内側、少し下に移動したところに「下前腸骨棘《かぜんちょうこつきょく》」（②）があります。ここは筋肉がくっつく付着部でもあり、モヤモヤ血管ができやすい場所のひとつです。

さらに内側、さらに下に移動すると股関節の前面（③）にたどり着きます。ここもモヤモヤ血管のできやすい場所です。さらに内側に進めたところ（④）にも痛みの原因となる場所があります。

図23

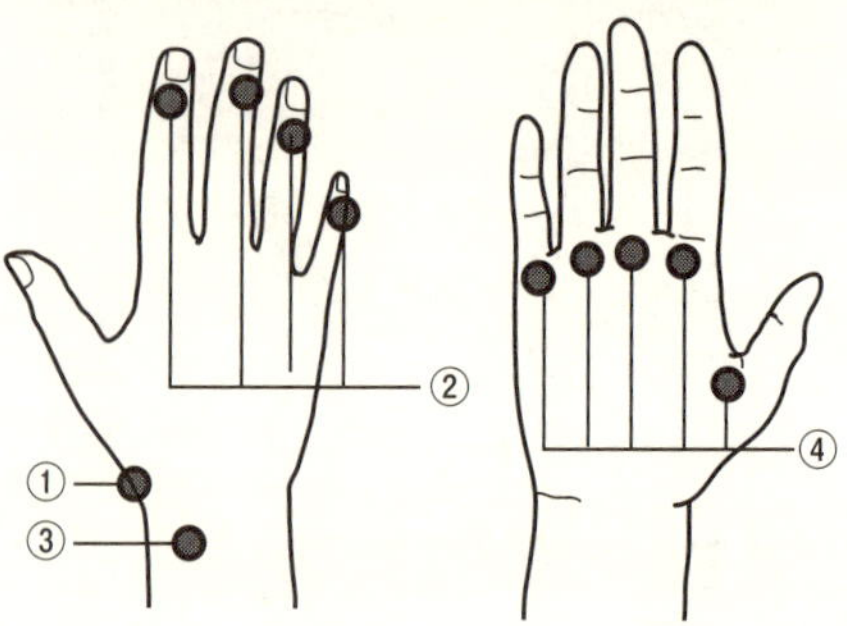

次に図23のように、両手で太ももの外側を左右同時に挟むように圧迫すると、手のひらが大きな骨のでっぱりに触れます。ここが「大転子《だいてんし》」（①）と呼ばれる場所でモヤモヤ血管ができやすい場所のひとつです。

長引く手の痛み

手の痛みにも、モヤモヤ血管が深く関わっています。ＣＭ関節症（図23①）、ヘバーテン結節（②）、ドケルバン病（③）、バネ指（④）などがモ

図24

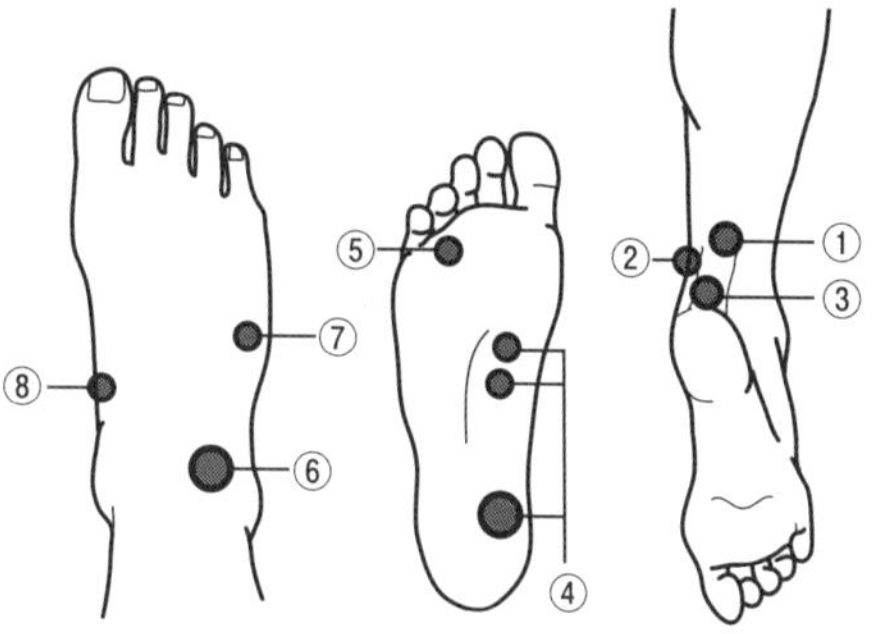

ヤモヤ血管の関係する痛みとして有名です。それぞれどの場所にモヤモヤ血管ができるかを図23で示します。

長引く足の痛み

足の痛みにもモヤモヤ血管が深く関わっています。アキレス腱炎（①）、後脛骨《こうけいこつ》筋腱炎（②）、アキレス腱付着部炎（③）、足底《そくてい》腱膜炎（④）、中足《ちゅうそく》骨《こつ》頭部痛（⑤）、腓骨筋《ひこつきん》付着部炎（⑥）、足根洞《そっこんどう》炎（⑦）、有痛性外脛骨《がいけいこつ》（⑧）などがモヤモヤ血管の関係する痛みとして有名です。それぞれどこにモヤモヤ血管ができるかを図24に示します。

長引く首の痛み

首の痛みの原因は腰の痛み同様、モヤモヤ血管だけでなく脳が痛みを増幅させることがあります。

たとえばむち打ち症は、首の痛みでは有名ですが、これは第4章で記すように「思い込み」が強く関わっている病気です。「むち打ちは長引く」「安静にしなければいけない」などの思い込みが痛みを長引かせます。

これらの思い込みで首を動かさなくなると、筋膜や脂肪組織にモヤモヤ血管ができやすくなり、さらに痛みが長引きます。すると余計に動かなくなり、さらに異常な血管ができてしまう……という悪循環に陥ってしまうのです。

首の痛みを抱えている人は、ぜひ第4章を読んでください。

さて、本章ではそれぞれの部位別にモヤモヤ血管の探し方を記しました。これらのセルフチェックをする際に改めてお伝えしたいのは、この章でご紹介しているのは「長引く痛み」の見つけ方であるということです。つまり最近になって急に痛くなった、あるいは最近特に痛みが強くなったなどの場合は、新たに骨折や重篤な病気が隠れていることもありますから、病院で一般的な検査をしてもらうことも忘れないでください。

反対にすでに病院で検査しても異常が見つからない、あるいは異常はあるけど特に解決してもらえないなどの場合は、非常に参考になる場合があると思います。

次の第4章ではモヤモヤ血管から一度離れて、痛みと脳の関係についてご説明します。

[1] 『Conscious neurosensory mapping of the internal structures of the human knee without intraarticular anesthesia.』 Dye S F, Vaupel G L, Dye C C. Am J Sports Med 1998. 261–4.4.

[2] 『Distribution of substance-P nerves inside the infrapatellar fat pad and the adjacent synovial tissue : a neurohistological approach to anterior knee pain syndrome.』 Bohnsack M. et al. Arch Orthop Trauma Surg. 2005 Nov;125 (9): 592-7.

[3] 『Obesity as a risk factor for osteoarthritis of the hand and wrist : a prospective study.』 Carman WJ, Sowers M, Hawthorne VM, Weissfeld LA. Am J Epidemiol 1994 139 : 119–129.

[4] 『Initial responses of articular tissues in a murine high-fat diet-induced osteoarthritis model : pivotal role of the IPFP as a cytokine fountain.』 Iwata M. et al. PLoS One. 2013 Apr 12;8 (4) : e60706.

[5] 『Exercise training inhibits inflammation in adipose tissue via both suppression of macrophage infiltration and acceleration of phenotypic switching from M1 to M2 macrophages in high-fat-diet-induced obese mice.』 Kawanishi M. et al. Exerc Immunol Rev. 2010;16 : 105-18.

[6] 『Silver impregnation and immunohistochemical study of nerves in lumbar facet joint plical tissue.』 Gronblad M. et al. Spine 1991; 16 : 3C8.

第4章

脳が痛みを助長する!?

第2章の最後に痛みの全体像を示し、脳が痛みを修飾していることを紹介しました。この章ではモヤモヤ血管から一度離れて、脳がどのように私たちの痛みに影響を与えているかについて、最近の脳科学の研究成果を紹介しながら見ていきましょう。

なぜ脳の話をするのか？「長引く痛みはモヤモヤ血管が原因、それでいいのでは？」と思うかもしれません。確かにモヤモヤ血管は長引く痛みにとって非常に重要です。それでも私はあえてこの章で脳についても取り上げたいと思います。

脳や心のことに触れなければ、長引く痛みの治療を語るには不十分だと私は常々思っているのです。

ねえ、今、幸せ？

唐突ですが、私はお付き合いしている相手からデート中に「私と一緒にいて幸せ？」というような質問をされるのがとても苦手でした。「もちろん幸せだよ」と答えながらも、どこか自分の言葉を嘘くさく感じていました。もともと一人でいるのが好きだった

図25「悲しみ」と「幸せ」を感じるときの脳の様子

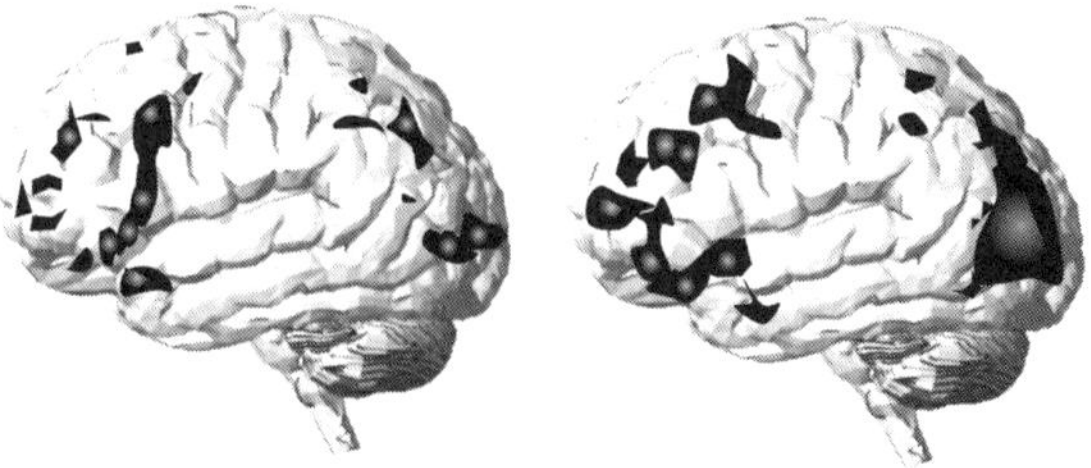

ので、一日中デートなどするととても疲れてきます。デートが終わって一人になれるとホッと胸をなでおろしている自分がいました。もしかしたら「一緒にいて幸せ」とは程遠い顔つきをしていたのかもしれません。

さて、どうしてこんな話をしているかと言いますと、図25の示す意味をみなさんに考えてほしいからです。

さてこれは何でしょうか。これは脳の特殊な検査方法の結果を示しています。右側は「悲しみ」を感じているときの脳の状態、左側は「幸せ」を感じているときの脳の状態です。そうです、現代は人が何を感じているかが機械でわかってしまう時代なのです。お付き合いしていた当時の私が「幸せ」を感じていたかどうかはさておき、今から紹介する特殊な手法を用いれば、リアルタイムに脳のどこが活性化しているかがわかります。毎秒毎秒の変化も追えます。そして幸せ、悲しみ、怒り、不安、喜びなどさまざまな「情動」がどのようなパターンを示すかもわかってきました。

その特殊な手法とはｆＭＲＩ（エフ・エムアールアイ）という検査方法です。単にＭＲＩ（エムアールアイ）というのはご存じの方も多いと思います。磁場を利用して体の中の輪切りの画像を撮影する機械です。

ｆＭＲＩのｆは「機能的（functional）」を意味します。ＭＲＩを用いて脳を機能的に検査する特殊な方法です。ｆＭＲＩを使うと、脳のどの部分が活性化しているかがわかります。しかも時間分解能は１秒以下、つまり１秒ごとに脳の活動の変化が追えるのです。先ほどの写真のように、通常のＭＲＩ画像で得られた灰色の脳の画像の中に、活動している場所が赤い色で表示されます。

ｆＭＲＩを用いた研究から、人間がさまざまな「情動」を持つときに、脳がどんなパターンを示すかがわかってきました。

先ほどのふたつの写真をよく見てください。「幸せ」と「悲しみ」でそれぞれ複数の部分に色がついています。色のついた部分が活性化している場所ですから、脳の中のさまざまな場所が同時に活性化している様子がわかります。

そして、幸せと悲しみのふたつでは活性化している場所が明らかに異なります。「幸せ」には「幸せ」特有の脳の活性化する場所のパターンがあり、「悲しみ」には「悲しみ」特有のパターンがあるのです。ですからどんなパターンで活性化しているかを観察すれば、顔色など見なくても、「この人は幸せを感じている」「この人は悲しんでいる」と判別できることになります。

痛みの関連脳領域

さて、本題に入りましょう。この本のテーマである「痛み」です。

これまでは「痛み」を測定することができませんでした。本人に直接「痛いですか？」と尋ねて本人に答えてもらうしかそれを知る術はありませんでした。ところがｆＭＲＩはその人が痛みを感じているか否かを知るための有力なツールになります。

では、痛みのあるとき、脳のどのような部分が活性化するのでしょうか。

図26　「痛み」を感じるときの脳の様子（[1]より）

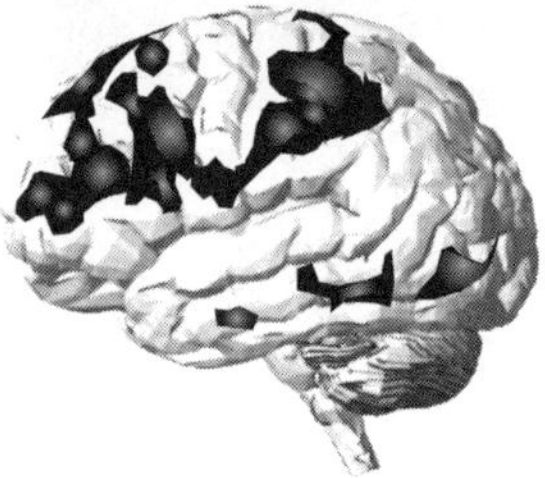

図26がその実験結果を表したものです。人が痛みを感じている最中は、前帯状回、島皮質、視床、第1次体性感覚野、第2次体性感覚野などが同時に活性化された状態です。

これらひとつひとつの名前を覚える必要はありません。重要なのは、こういう特定の組み合わせの場所が活性化しているときに人間は「痛い」と感じているということがわかってきたということです。

痛みで活性化する複数の部位を総称して「痛みの関連脳領域」（Pain Matrix）と呼んでいます。人が痛みを感じているときは、喜びや悲しみ、怒り、幸せなどの人間が感じることができるあらゆる情動のいずれとも異なる固有の場所が活性化しています。「痛み」はこれらの情動と区別できる固有の情動と言えるのです。

ポイント

- ●ｆＭＲＩで脳の変化をリアルタイムに観察できるようになった
- ●「痛み」を感じたときに活性化する特有の部位がある
- ●「痛み」は「喜び」や「悲しみ」のような情動のひとつである

本当は痛いの？　痛くないの？

ｆＭＲＩを利用することで、痛みをどれくらい強く感じているかも推測することが可能となりました。これによりさまざまな興味深い研究がなされています。

たとえば、ある種の修行を積んだ人は痛みを感じないような状態に自分をもっていくことができるとされています。こんな話を聞くと誰もが疑問に思うのは「本当に痛くないの？　我慢しているんじゃないの？」ということです。この疑問をｆＭＲＩを用いて調べようと考えた人たちがいました。

愛知県岡崎市にある自然科学研究機構生理学研究所の柿木隆介氏らは、ヨガの達人が瞑想状態に入ったときに痛みを感じなくなる、という話を聞き、その脳の中をｆＭＲＩで研究しました［2］。すると瞑想状態では痛みの刺激を加えても、脳の「痛みの関連脳領域」は全くと言っていいほど活性化していないことが判明しました。つまりヨガの達人は痛くないふりをしているのでなく、本当に「痛くない」ことがわかったのです。

あるいはこんな研究もあります。痛みの感じ方は個人差があります。同じ注射をしても、ある人は全く動じず、またある人は「痛っ！」と叫んで飛び上がります。後者のような人たちを私たちは「痛がり」と呼んだりします（私自身が相当な痛がりです……）。「痛がり」の人はリアクションがオーバーなのか、あるいは脳の中で痛みを強く生じているのか今まではわかりませんでした。ところがｆＭＲＩを用いた研究から、同じ刺激でもほかの人より痛みを強く感じる人（すなわち「痛がり」の人）は、そうでない人に比べて、実際に脳の中でも「痛みの関連脳領域」が強く活性化されていることが判明しています［3］。つまりリアクションがオーバーなのではなく、本当に「痛い」わけです。同じ刺激なのにどうして脳の中で起きることが異なるのでしょうか。

ポイント

●同じ刺激でも人によって「痛み」の感じる程度が異なる

内因性オピオイドの発見

このような「同じ刺激でも人によって感じる痛みの強さが異なる」という現象を説明するひとつのメカニズムとして挙げられるのが、「内因性オピオイド」の存在です。内因性とは自分の体の中で作られるという意味です。そしてオピオイドは麻薬のことです。つまり内因性オピオイドとは、自分の体内で作られる麻薬のことです。

一方、医療用麻薬として最も古くから用いられているのが、モルヒネです。その歴史は古く、紀元前１５００年頃からすでに医学的な目的で使われていたとされています。

１９７０年代になってふたつの大きな発見がありました。まず、このモルヒネを含めた麻薬（オピオイド）に選択的に結合する受け皿のたんぱく質（これを受容体といいます）が脳の中で見つかったのです。つまりモルヒネと結合するためだけにデザインされたたんぱく質が体内に存在したのです。外から摂取するものだけに選択的に結合するようなものを体が作るわけがありませんから、これは妙なことです。

するとしばらくして、今度はこの受容体に結合する物質が体内で合成されていることがわかりました。つまり、脳内で麻薬とそっくりの物質が合成されていたのです。麻薬には痛みを感じなくさせる働きがありますが、この脳内で作られた麻薬が、私たちが痛みを感じるときに作られて、本来の痛みを軽減させている可能性があるのです。

こんな経験がある人もいるでしょう。スポーツの試合中は痛みを感じていなかったのに、試合終了後しばらくしてひどく痛み出したとか。あるいは事故で大きな怪我をした人が、事故当時を振り返り、怪我の瞬間は全く痛みを感じなかったと言ったりします。これらも内因性オピオイドの効果だと考えられます。そしてこのような非常事態に限らず、普段からもこの脳内麻薬が効果を発揮して痛みを抑えている可能性もあるのです。

ポイント

●脳内では麻薬にそっくりの物質が作られている

「痛がり」遺伝子がある？

さらに研究を進めると、この内因性オピオイドの受け皿、すなわち受容体には遺伝的多様性があることがわかりました。遺伝的多様性とは耳慣れない言葉ですよね。サルとヒトでは遺伝子が異なるのは当たり前です。ですが同じヒトでも遺伝子に個人差があることを、みなさんご存じだと思います。遺伝的多様性とは、同じ種であっても遺伝子が個人間で微妙に違うために個人個人で性質の違いが生まれることです。

最もよく知られている遺伝的多様性は、ＡＢＯ血液型です。同じヒトでもＡ型、Ｂ型、Ｏ型、ＡＢ型と血液型が違いますね。遺伝情報の中でＡ抗原、Ｂ抗原というふたつをコードしている部分（設計図の部分）がいくつかのタイプに分かれます。このために血液型が分かれるのです。このように遺伝子に多様なタイプがあるために同じヒトでも異なる性質を持つようになることを「遺伝的多様性」と言うのです。

ほかにも有名なのがアルコールでの酔いやすさを決定する酵素の「アセトアルデヒド脱水素酵素」の遺伝的多様性です。下戸の人は遺伝的にこの酵素が正常に作られないためにすぐに酔ってしまうことはよく知られていると思います。

アルコールの代謝が良い、悪いが遺伝子で決まっているのと同じように、脳内の麻薬にも効きやすい、効きにくいが遺伝的に決まっていることがわかってきました。

遺伝的に脳内麻薬が効きにくい人は、手術後に麻酔が覚めたときに希望する痛み止めの量が多いことが報告されています〔4〕。また、お産の最中に訴える痛みの強さや希望する麻酔薬の量も、遺伝子によって差があることが示されています〔5〕。

つまり、「この遺伝子を持っていると痛みに強い」という遺伝子があって、それがあるかないかで、感じる痛みの程度や使う痛み止めの量まで影響してくることがわかってきたのです。痛みに対する強さが遺伝的にある程度決まっているというのは、非常に興味深い事実です。しかし、仮に「遺伝的に痛みに弱い」といっても痛みが治りませんよというわけではありませんので、ご安心ください。

ポイント

● **脳内麻薬が効きやすい人、効きにくい人がいて、「痛がり」と関連する可能性がある**

コラム　失恋の傷も痛い？

好きな異性に急に拒絶されたり、別れ話をされて傷ついた。そんな経験は誰もがあるかもしれません。このようなとき、私たちは「心に傷を負った」とか「失恋の痛手」などと表現します。つまり「痛み」として表現しますね。これは単に言葉上の偶然の一致なのでしょうか？　あるいは本当に「痛い」のでしょうか？　誰もが興味があるところですよね。当然これもｆＭＲＩで研究されています。

アメリカのラトガース大学のヘレン・フィッシャー氏とアルバート・アインシュタイン医科大学のルーシー・ブラウン氏が、『Journal of Neurophysiology』誌に掲載した論文〔6〕より紹介します。

パートナーと別れたもののいまだに相手のことが好きで好きで仕方がないという「未練がある」人を15人集めてきてｆＭＲＩを用いて実験をしました。最初に被験者たちには簡単な計算ゲームに取り組んでもらいます（失恋のことを忘れさせるための単純作業）。そのあとで何人かの人の顔写真を連続で見せます。その中には知らない人の顔写真に混じって、別れた「元カレ」や「元カノ」が含まれています。そして別れた相手の写真を見たときに、その人の脳のどの部分が活性化するかを調べました。すると先ほどの痛みの関連脳領域がまさしく活性化されていることがわかりました。つまり別れた相手を目にしたときにも「痛み」を感じていたのです。失恋の痛みは脳の中ではまさしく「痛み」だったということになります。

さらにアメリカ科学アカデミー紀要に2009年に発表された論文によると、そのような失恋の痛みから「すぐ立ち直れる人」と「なかなか立ち直れない人」がいることが報告されました[7]。これも内因性オピオイドの遺伝的多様性が関係しているそうです。

つまり脳内の麻薬がしっかり効く人は失恋の痛みも治りやすい、逆にあまり効かない人はいつまでも引きずるということになります。うーん、興味深いですね。私は体の痛みにも弱いですし、失恋も引きずります……。これも遺伝のせいなのでしょうか。

プラシボ効果

プラシボ効果については第1章でも少し触れましたが、ここでもう少し詳しく説明します。プラシボ効果とは、医学的な作用がないにもかかわらず、受ける人が「効果がある」と信じることによって生まれる治療作用のことです。

先日、中学校のときの同級生から久しぶりにメールが来ました。何でも「最近すこぶる体調が良い、どうしてかというと、とあるものを飲んでいるからだ」といって、それをすすめられました。彼のメールによれば、それを飲んだ親戚の人が長年痛かった首の痛みが取れたり、あるいは血糖値が下がったりした。またがんが小さくなった人もいるなど、実際にさまざまな効果があるとのことでした。メールにはそういったエピソードに加えて、それがなぜ体に良いのかについての説明が書かれていました。

私は彼のすすめるものを見たこともないし、中身が何かもわかりません。

しかしひとつだけ私に断言できることがあります。それはその中身が何であれ、摂取する人がその効果を信じて、そして期待を寄せているのであれば、最低でも35％の人には何らかの効果が表れるという事実です。そして、彼はその35％のうちの一人だったかもしれないと思うのです。どんな薬であれ、物質であれ、治療であれ、手術であれ、それを受ける人が「効果がある」と信じているのであれば、35％の人には効くことがすでに科学的に証明されています。これこそが、プラシボ効果なのです。

ハーバード大学医学部の麻酔科医ビーチャーがおこなった研究は、医学の歴史上でも有名な研究のひとつです[8]。彼は手術をした直後の患者さんに痛みを抑える目的で麻薬のモルヒネを投与しました。162人に投与したところ75％の患者が「十分に痛みが取れた」と答えました。今度は同じ162人に「麻薬を使う」と言いながら、単なる生理食塩水を投与しました。つまり何の効果もない水を投与したのです。ところが162人のうち35％の人が、「十分に痛みが取れた」と答えたのです。このビーチャーの研究のあとにも同様の研究でプラシボ効果の生じる割合が確かめられていて、やはり少なくとも35％か、場合によってはもっと多くの人に除痛の効果があることが示されています。

「プラシボ効果は別名「偽薬《ぎやく》効果」とも言います。つまり、お医者さんが「これで治るよ」と言って、偽薬つまりニセの薬を出したときに、患者さんに表れる効果を意味します。しかしこれは薬だけでなく第1章で触れたように手術でも表れます。どんな行為であれ、「治療」と称しているものに必ず含まれるものです。

ニセと言っても、プラシボ効果は「あってはならぬもの」ではありません。むしろ排除できないものとも言えます。受ける側が効果を期待したり信じたりしている場合は、必ず生じる作用です。もちろん痛みにも効きますし、血圧だって下げてくれます。

これは脳による「自己治癒力」とも言えるのです。世の中にあるすべての薬、すべての治療が、「プラシボ効果＋医学的効果」の両方によって患者さんを良くしているのです。プラシボ効果は驚くべき万能薬とも言えます。

二重盲検試験

プラシボ効果は、薬であれ手術であれ、どのようなものにももれなくついてきます。ですから「この治療には医学的な効果があるのか?」を確かめるためには、プラシボ効果を差し引かなくては確かめられません。プラシボ効果を差し引くのに私たち医師がおこなうのが「二重盲検試験」と呼ばれる臨床研究です。

二重盲検（ダブルブラインド）とは、お医者さんも患者さんもその薬が本物かどうかわからない、ということです。この試験では患者さんをふたつのグループに分けて、本物の薬と、見かけは本物と同じで中身が何の作用もないニセ薬のどちらかを投与します。投与する医師も目の前の患者さんがどちらの薬を飲んでいるかわかりません。把握しているのは研究の統括をしている人たちだけです。このようにすると患者さんも「わからないけど効く薬を飲んでいる可能性がある」という状態ですし、お医者さんも色眼鏡で見ずにすみます。こうしてデータを集め、本物とニセモノを比較して差があれば「プラシボ効果だけでなく医学的な効果が見られた」ということになります。

しかしこの二重盲検試験は、受ける人の身になると何とも表現しがたいもどかしさを感じます。たとえばあなたが、がんにかかったとします。そしてこれまでの「標準治療」では効果がなかった。そして、主治医から「このような新薬がある。あなたに効くかもしれない。試してみますか？」と言われます。あなたはもちろん「ぜひ試したい」と考えます。ところが、臨床研究であるため二重盲検試験です。すなわち「あなたに出す薬は本物かもしれないし、ニセモノかもしれない。私にもわからない。とにかく、この薬を半年間は飲んでいただく」、そういうことなのです。「標準治療が効かない」ほど進行している段階で、この試験に参加することはどんな気がするでしょうか。これは実際に世の中でおこなわれていることです。医学はこれほど不器用なものなのです。私たちはもっと進歩しなければならないのだと思います。このような思いをしなくてすむような、新しい評価の基準や価値観も必要なのかもしれません。

「痛みに効く」と信じることでなぜ人がプラシボ効果を発揮するかはいくつかの説があります。先ほどまで述べてきた内因性オピオイド、すなわち脳内麻薬が出ているのではないかという説も有力視されています。そしてもうひとつ有力な説は「信じること」と「期待」が痛みを抑えてくれるという説です。この思い込むことの痛みへの作用についてはこの章の少し先でも触れていきます。

ポイント

●どんな治療であれ、一定の割合でプラシボ効果が含まれる

下行抑制系

実はプラシボ効果や脳内麻薬のように、脳が痛みを抑える現象はいくつかあります。このような仕組みを「下行抑制系《かこうよくせいけい》」と呼んでいます。「下行」ということは上から下にという意味です。全身からくる痛み信号を上に位置している脳が抑制しているのです。

図27 下降抑制系の仕組み

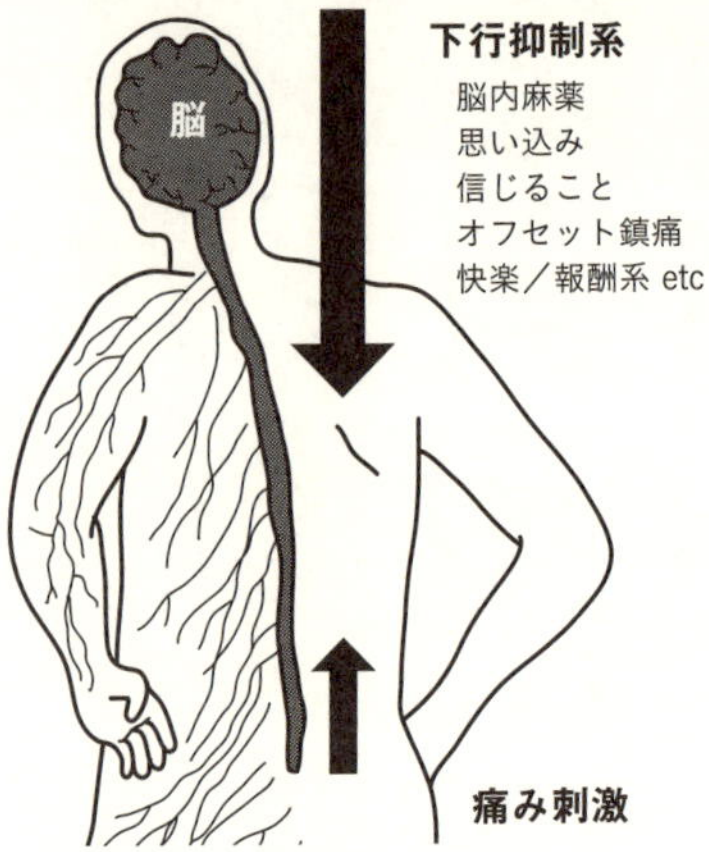

なぜこのような話をしているのでしょうか？「長引く痛みの原因はモヤモヤ血管、それでいいじゃないの？」とお思いになるかもしれません。

しかし脳にこのような痛みを抑える作用があることは非常に重要なことです。そして非常に治りにくい痛みの患者さんの場合は、原因をたとえ除去したとしてもこの下行抑制系が狂ってしまっていて、痛みを抑えるどころか反対に痛みを助長してしまうことすらあります。ですから、まずこのような機構があることを知り、そして最後の章でも記すように下行抑制系をしっかりと働かせることも必要となるのです。

オフセット鎮痛

もうひとつ脳が痛みを抑える現象を挙げましょう。それが「オフセット鎮痛」です。聞きなれない言葉ですが、オフセット鎮痛は日常生活でも遭遇することがあります。

たとえばこんな例です。銭湯や温泉施設で、目の前にふたつの湯船があります。ひとつは43度、もうひとつは45度のお湯がはってあります。最初に43度のお湯につかります。それなりに熱いです。次に45度のお湯につかると、今度はより熱いです。そこでじっと我慢します。それからもう一度、43度の湯船に戻るとどうなるでしょうか？　あなたは最初のときのような熱さは感じません。というか「熱くない」という時間がしばらく続きます。直前の少し強い刺激（45度の湯船）が、直後の刺激を「感じない」状態にさせたのです。実はこのとき、つまり再び43度のお湯につかっているとき、脳の中では下行抑制系が働いていることがｆＭＲＩの研究からわかっています[9]。

これは痛みでも同じことが言えるのです。痛い思いをして、そのあとにそれよりも少しだけ弱い痛み信号を受けたときに、脳は「痛くない」と感じるのです。これを「オフセット鎮痛」と呼んでいます。

オフセット鎮痛は、マッサージで一時的に痛みが緩和されるメカニズムになっているのではと私は考えています。マッサージの最中は、普段痛い場所にいつもよりも少し強い痛みの刺激が加わります。そのあとに一時的に痛みを感じない時間帯が訪れます。下行抑制系が働いてオフセット鎮痛が生じている時間帯です。しかし根本を治療したわけではありませんから、翌日になるともとに戻ってしまうことが多いというわけです。

オフセット鎮痛はよく考えると面白い現象です。もしかするとこれは社会に出て厳しい経験をしたり、あるいは部活動の「しごき」などの経験を経たりして、人間が強くなるメカニズムにもなっているかもしれません。よく「あのときのつらさに比べたら、今は屁でもない」といった言葉を耳にすることがあります。これらもオフセット鎮痛を利用して、人生を軽やかに生きている実例ではないでしょうか。

ポイント

●下行抑制系によって脳は痛みを抑えている

痛みと不安

痛みと結びつきやすい情動が「不安」です。大きな怪我をしたりおなかが急に痛くなったりしたときのことを思い出してほしいのですが、冷や汗が出てきて心臓の鼓動が高鳴り、大丈夫かな、という考えが出てきます。痛みだけでなく不安も同時に感じていたと思います。あるいは幼い頃、歯医者さんに行ったとき、やはり痛みと不安を同時に抱えます。不安と痛みの結びつきがあまりにも強くて、不安が痛みと一体化してしまうこともあります。あるいは不安が痛みを増大させることもあります。

先日、私の親しい社長さんが「肋骨が痛い。２週間たっても良くなるどころか、どんどん悪くなってきた。早く見てほしい！」と言って急に来院されました。その社長さんは過去に2度ほど肋骨骨折をしたことがあるとのことで、今回も「折れているに違いない！」と言います。レントゲンと超音波で肋骨を観察してみましたが骨折はありません。暗室で超音波を当てながら、「社長、折れてませんね」というと「あれ、そう？　折れてない？　なんだー」と言いながら安心しています。服を着て帰る頃には「あれ！　奥ちゃん（私のこと）、痛くなくなっちゃったよ！」と言って、それ以降全く痛みが出ずに治りました。これも不安感情が痛みと一体化して、体が「痛い」と感じていた例かもしれません。

人の脳は、痛みと不安を区別するのが難しいことがあるのです。よく外来で「先生の前に来たら安心してどこが痛いのかわからなくなった」という人はたくさんいらっしゃいます。痛みがあることは非常に不安です。大きな病気があるから痛いのではないか？と感じて受診した人が、お医者さんに「命を脅かすようなものでは決してありません」と言ってもらえるだけで安心して、痛みが半減することなどたくさん見かけます。

ポイント

●不安が痛みを強くさせる。安心すると痛みも弱まる。

リトアニアにはむち打ち患者がいない？

１９９６年に『ランセット』という有名な医学雑誌にある研究の結果が掲載されました[10]。シュラッダーという脳外科医たちの研究です。彼らは「社会的常識や文化が痛みにどの程度影響するか？」という疑問を持ち、ひとつの研究を考えました。

彼らが目を付けたのは、リトアニアという国です。当時のリトアニアは旧ソビエトから独立したばかりで、ほとんどの国民が「自動車保険」に加入していませんでした。そして「むち打ち」という病気があることを知らない人がほとんどでした。またお医者さんも「むち打ち」を念頭において診察していませんでした。

ですからこれを利用して「むち打ち」が認知されていない国では、交通事故のあとに頭痛や首の痛みが長引く人はどれくらいいるのだろうという調査をしたわけです。

彼らは住民データをもとにふたつのグループを調査しました。ひとつのグループはリトアニアのカウナスという都市に住む人で1〜3年前に交通事故で後方から追突された経験のある202人、もう一方のグループは同じカウナス在住で年齢や性別などを一致させた人たちで、交通事故にあったことがないという202人です。交通事故の直後の人たちは含みませんでした。ふたつのグループの人たちに首の痛みや頭痛があるか比較しました。日本ではむち打ちで1年以上首が痛いという人もたくさんいますから、普通に考えれば交通事故にあったグループのほうが首の痛みや頭痛を訴える人が多いはずです。

ところが驚くべきことですが、頭部痛や頭痛の割合はふたつのグループの間で差がありませんでした。いわゆる「むち打ち」が長引いている人はいないというのが彼らの導き出した結論でした。

もちろんどちらのグループにも首の痛みを抱えている人はいます。頭痛がある人もいます。ですがそれらの症状が「追突されたグループに多いわけではない」ことがわかったのです。この研究結果が真実であれば、「むち打ち」という病気が存在しない国では、交通事故で後ろから衝突されても痛みは長引かないことになります。

これはセンセーショナルな結果です。当然物言いがつき、再度しっかりと研究するようにとのリクエストが医学界から出ました。彼らはもう一度研究します。今度は過去の記録をさかのぼるのではなく、事故が起きるたびごとに患者を調査しました〔11〕。

彼らは追突事故が発生するたびごとに衝突された人を登録し、事故の数日後、２か月後、１年後の痛みの症状を郵便でアンケート調査しました。

２１０人の追突された被害者を調査したところ、47％の人が事故直後に首の痛みや頭痛を訴えました。ここまでは普通です。ところが痛みの継続期間が極端に短いことがわかりました。首の痛みは事故の３日後には半数の人で消失し、17日後には２１０人全員の首の痛みが消失しています。頭痛も短く、平均で４・５時間後に消失し、最も長引いた人でも20日間しか症状が続かなかったのです。

日本では「むち打ち」として首の痛みや頭痛が２～３か月、あるいは半年と続く人はざらにいるわけですが、この研究結果が正しければこれらの痛みのほとんど、というかすべては社会の常識からくる思い込みや保険で取り戻したいという意識が働いて症状が長引いていることになります（人種による差がないと仮定して）。

思い込みが痛みの予後を左右する

もちろん日本でむち打ちになった人も、わざと痛いふりをしているわけではありません。患者さんたちは実際に痛みを感じています。fMRIで見てみたら、痛みの関連脳領域が活性化されているはずです。ですが、もしも日本に「むち打ち」という言葉がなくて、そして自動車保険で補償されるということもなければ、その人の痛みはもっと早く治っているかもしれないのです。

これはさまざまなことを示唆しています。ひとつには、私たちは「こうなるはずだ」という思い込みによって痛みを長引かせることがあるということです。プラシボ効果が「治るはずだ」という期待や思い込みによって痛みを治してしまったように、「痛みが長引くはずだ」という思い込みによって、治るはずの痛みが長引いてしまうことがあるのです。このような思い込みによる負の効果をノセボ効果と呼んでいます。

この思い込みに関与していると考えられているのが、脳の中の内側前頭前野《ないそくぜんとうぜんや》です。

この内側前頭前野という場所は「むち打ち」以外にも特に長引く腰痛を持っている人

で強く活性化していることがわかっています。ひざの痛みや骨盤の痛みのある人では、たとえ長引いていたとしてもそれほど内側前頭前野は活発に活動していません。第３章で「腰痛はほかの痛みと比べると特殊」と書きました。このひとつの理由はここにあります。腰痛は脳の関わりが大きいのです。

ポイント

●痛みが長引くはずだ、という思い込みや社会的常識が痛みを長引かせることもある

痛みを訴えることで得られるもの

リトアニアの研究から学ぶことができるもうひとつの側面は、「利益」によって痛みの訴えが長引いているという可能性です。自動車保険に入っていないリトアニアの人にとっては痛みを訴えても何の利益もありません。ところが日本人は、交通事故で追突されたとき、多くの場合は自動車保険に入っていますから賠償してもらうという立場になります。するとどうしても人間の考えとして痛みを訴えなかったら損をするという気持ちになりがちです。実際に日本の研究で車の事故で追突された人と、追突した人とでは同じような衝撃が加わったと考えられるにもかかわらず、追突された人、すなわち賠償される立場の人のほうが明らかに痛みが長引くことが示されています。

むち打ちに限らず、痛みを訴えることで利益が得られるとき、人は痛みを長引かせる傾向があるようです。ここで言う「利益」は、金銭以外の利益も含みます。たとえば痛みを訴えることで嫌な仕事をしなくて済むとなれば、痛みを訴える期間が長くなることは想像できます。このような身体的な利益も痛みを訴えることで得られる利益です。

痛みを訴えることで得られる利益で、最も多くの人に影響があるのではないかと私が感じているのは、心理的な利益です。心理的な利益とはどんなものでしょうか。意外かもしれませんが、最も多く認められるのは近親者やパートナーから「注意を向けてもらえる」というものです。

どういうことか、患者さんのエピソードから見ていきましょう。

Eさんは70歳の男性です。市役所に勤めていましたが今は定年退職しています。３人いた子どもたちはみな家庭を築いて出ていき、奥様と２人で生活しています。Eさんは腰痛持ちで典型的な痛がりやさんです。生きていけないといった様子で「はあはあ」言いながら私の診察室に入ってきます。「何とかしてくれ、何とかしてくれ」の一点張り。

ところが数か月ほどたったあるときからEさんがあまり痛みを訴えなくなりました。痛くて通えないといっていたスポーツジムにも歩いて通うようになりました。特に新しい治療をしたわけではありません。何か身の回りのことで変化があったのか聞いてみると、奥様が肺がんになられたのだとか。現在は、検査や治療のために入退院を繰り返しているそうです。確かにかつては一緒に診察室に来られていた奥様の姿を最近は見かけません。今まで元気だった奥様が病気に、しかも転移のあるような重度の肺がんが見つかったのです。自分のほうが早く死ぬだろうと思っていたのに。Eさんの中で奥様との関係性が変わったことは明確に見て取れました。今までは自分が面倒を見てもらえたが、そうもいかなくなった。それどころか自分が奥様をサポートしなければならない。

このような出来事をきっかけに痛みの訴えが少なくなるケースはたくさん見かけます。

裏を返すと、それまでのEさんは痛みを訴えることで奥様から何かを得ていたのです。それは奥様に気を使ってもらえる、相手にしてもらえる、ケアしてもらえる、そんな類の何かです。それは人によっては大きな心理的な利益になるのです。そしてそれが得られないとなれば、痛みの訴えが減るのです。

ここで明確にしておきたいのは、Eさんは痛いふりをしているのではないということです。そうではなくて本当に痛い。本当につらくて「痛い痛い」と言っているということです。しかし「痛い痛い」という発言は、奥様が病気になることをきっかけに少なくなりました。心理的な利益を得ることができなくなったことが関与しているのです。それだけでなく痛み自体も良くなって日常生活を以前より快適に送れるようになりました。

「痛み」と「痛み行動」

Eさんのエピソードから読み取れるもうひとつのことは、「痛み」と「痛み行動」は別だということです。

「痛み行動」とは、人が痛みを感じたときにとるあらゆる行動です。「痛いよ～」と声に出すこともあるし、ため息をつくかもしれません。痛い場所をさすったり、痛みをこらえてなるべく見せない人もいます。痛みの感じ方に個人差があることは本章の前半で紹介しましたが、痛みの感じ方だけでなく、痛みを感じたときの「振る舞い方」にも個人差があります。これは遺伝子とは関係がなく、後天的なものです。痛みを大っぴらにするか、あるいは決して見せまいと振る舞うか、ここにも個人差があります。そしてこれは痛みにまつわる過去の出来事が関係していることが多いのです。

ここで紹介したいのは、恥ずかしながら私の例です。私が4歳の頃の記憶にこんな場面があります。私には2歳上の兄がいるのですが、ある日、子ども部屋で兄とケンカをしていて、急に兄が私のおなかに蹴りを入れてきたのです。私はおなかを蹴られた反動で、ちょっと前に食べた食事を吐いてしまいました。それを見た祖母が駆けつけてきて、とても心配そうにしていました。私は自分が吐くとは思っていなかったのでびっくりしましたが、それほど強い痛みがあったわけではありませんでした。内心では「たいしたことないな」と思っていました。ところが祖母が心配してくれるし、兄も立場が悪そうでしたから、しばらくうずくまっていました。そして内心では兄に対して「こんなことをするから悪いんだ、ざまあみろ」と思っていました。とても嫌な奴です。

当時の私は、この体験から痛みの振る舞い方について何らかの学習をしていると考えられます。何を隠そう現在の私はとても痛みをアピールする痛がりやさんです。痛がりやさんが痛みについての本を書いているのだから、なんだか不思議だなと自分でも思いますが、とにかく痛がりです。おなかを壊すとすぐに「イタタタ」と言って、いかにもつらそうな呼吸をしながら妻に弱音を吐きます。実は私のこの「痛がり」は、冒頭の体験が関係していると私は思っています。今でも覚えている兄に蹴りを入れられた場面で、痛みを訴えることで「有利な立場になる」という体験をしました。そこから私の人生では「痛がる」ということは案外悪くない、便利なことさえある、なんていう考えができ上がったとも言えます。

反対に「痛みはこらえなければならないんだ！」という強烈な体験を持つ人もいます。たとえば幼い頃に痛がっていたらとても怒られた、あるいは余計に痛い目に遭わされた、などの体験です。痛がったことに対しての周りの反応をもとに学習したならば、「あー痛がってはいけないんだ。痛がると危険だ」という経験になります。その人は将来あまり「痛がり」にはならないでしょう。

このような生涯にわたる教訓となった出来事というのは、たいていは強く印象に残っているので思い出せるものもあるはずです。痛みをアピールするような行動が良いわけでも悪いわけでもなく、また痛みを我慢できることが良いこととも限りません。重要なことは痛みを感じたときにどんな振る舞いをするかにも個人差があることです。そして「痛い痛い」と訴えることに、もしかしたら何か自分が得ていることもあるかもしれないなと思いをめぐらせてみてもいいかもしれません。

ポイント

- **痛みを感じたときにどんな振る舞いをするかには個人差があり、過去の経験に基づく**
- **痛み行動によって何らかの利益を得ることがある。それが痛み自体を長引かせることもある**

さて、この章では長引く痛みと脳との関係をさまざまな角度から取り上げてきました。いよいよ次の章では長引く痛みの原因になっているモヤモヤ血管の減らし方を紹介しましょう。

[1]『Hypnotic suggestion: opportunities for cognitive neuroscience』David A. Oakley & Peter W. Halligan. Nature Reviews Neuroscience 14, 565–576(2013)
[2]『Intracerebral pain processing in a Yoga Master who claims not to feel pain during meditation.』Kakigi K. et al. Eur J Pain 9(5): 581-589(2005)
[3]『Neural correlates of interindividual differences in the subjective experience of pain』Proc Natl Acad Sci USA: 100 : 8538-42 (2003)
[4]『How Much Oxycodone Is Needed for Adequate Analgesia After Breast Cancer Surgery: Effect of the OPRM1 118A>G Polymorphism.』Cajanus Ket al. J Pain. 2014 Sep 17;15(12):1248-1256.
[5]『Genetic variability of the mu-opioid receptor influences intrathecal fentanyl analgesia requirements in laboring women.』Landau R. et al. Pain. 2008 Sep 30;139(1):5-14.
[6]『Reward, addiction, and emotion regulation systems associated with rejection in love.』Fisher HE. et al. J Neurophysiol. 2010 Jul;104(1): 51-60.
[7]『Variation in the μ-opioid receptor gene (OPRM1) is associated with dispositional and neural sensitivity to social rejection』Baldwin M. et al. Proc Natl Acad Sci U S A. Sep 1, 2009; 106(35): 15079–15084
[8]『Surgery as Placebo. A Quantitative study of Bias』Henry K. Beecher. JAMA 1961 Jul 1;176:1102-7.
[9]『Temporal filtering of nociceptive information by dynamic activation of endogenous pain modulatory systems.』Yelle MD. et al. J Neurosci 2009・29:2684-94.
[10]『Natural evolution of late whiplash syndrome outside the medicolegal context』Schrader H. et al.

Lancet 1996 Msy 4; 347(9010):1207-11.
[11] 『Pain after whiplash: a prospective controlled inception cohort study.』Obelieniene D. et al. J Neurol Neurosurg Psychiatry 1999 Mar;66(3):279-83.

第5章 長引く痛みを治療する

モヤモヤ血管に着目して痛みを治す

ここまでの内容を簡単に振り返ってみましょう。第1章では「長引く痛み」の医療がまだまだ未開であり、患者さんの満足度も決して高くないことに触れました。長引く痛みの原因は解明されておらず、たくさんの「説」と、それをもとにしたたくさんの「治療法」が巷にあふれていることを見てきました。第2章では長引く痛みのある場所にはモヤモヤ血管があり、その周りに神経線維が一緒になって増えていること、これらが長引く痛みの原因になっている可能性があること、そしてモヤモヤ血管を減らすことで長引く痛みを改善できることを書きました。第3章では体のどの場所にモヤモヤ血管ができるかを紹介しました。第4章ではモヤモヤ血管から離れて、痛みを最終的に感知している私たちの「脳」の中でどんなことが起きているかを記してました。私たちの「脳」には痛みを抑える強力な機構があることも紹介しました。

5章ではいよいよ長引く痛みを解決する方法をご紹介しましょう。それには、モヤモヤ血管を減らすこと。この観点からさまざまな治療法を「科学的に」見てみましょう。

年齢のせいにするのはやめる

まず、強く言いたいのは、「高齢だから」という理由で痛みは治らないと思っている人はその考えを捨てるべきだということです。「年齢のせいだから痛みが治らなくても仕方がない」という言葉は、お医者さんが言うこともよくあるので、知らず知らずのうちに暗示にかけられている人が多くいます。確かにモヤモヤ血管は40〜50歳頃にできやすくなりますが、その時期を過ぎてからは横ばいか、どちらかというと減少します。年齢とともにどんどん進行するわけではありません。多くの統計学的なデータから、長引く痛みを一番多く抱えている年齢は40歳、50歳の年齢層です。そしてこの年代の人たちの痛みも、モヤモヤ血管をターゲットにしてきちんと治療すれば確実に治ります。ですから単純に年齢のせいとしてあきらめずに、自分の痛みは治るものだというところから長引く痛みの治療に取り組んでください。

第4章で紹介したように、あなたが痛みを「治るもの」と思い込んでいるか「治らないもの」と思い込んでいるかは決定的に重要なことです。

痛みが改善したらどんなことがしたいか、目標を定める

痛みが取れたら何がしたいですか？　痛みがゼロにならなくても、半減するとしたら、今、やっていないどんなことをしたいでしょうか？

患者さんは「とにかく痛みを取ってほしい」と言います。もちろん私たち医療者はそれに応えるようにします。しかし、最終的に一番重要なのは、なぜ痛みを改善させたいのか、痛みが改善したらあなたは人生で何をしたいのかという目標を持つことです。痛みが長引くと、「痛みを良くする」ことだけが人生の目標になってしまう人がいます。しかし重要なのは、痛みから解放されてどんなことを楽しみたいのか、具体的な目標を持つことです。「旅行に行く」という漠然としたことよりも、「一度見てみたかったアマルフィ海岸に行く」とか、「痛みのために遠ざかっていた趣味のゴルフ再開する」とか。

長引く痛みを持ったことをよいきっかけだと捉えて、痛みを解決して人生でどんな目標を達成するかを考えてみてください。人生は痛みを治すためにあるのではありません。やりたいことをやるために人生はあるのですから。

行動を変える、環境を変える

今まで長い間、痛みが改善してこなかったという人は、日々の行動を変えてください。日々の環境を変えてください。痛みの治療に限らず何でもそうだと思いますが、今までと変わらない行動をとり、なじみのある環境にいたのでは、今までと同じ結果しか得られません。長引く痛みの治療も同じです。自分の周りの環境を「長引く痛み」を治療するのに適した環境にする、自分の行動を「長引く痛みの原因が減っていく行動」にすることが大切です。今までに長引く痛みを抱えてきた人は、ぜひ今までとは異なる行動をとり、異なる環境に身を置くことを考え始めてください。

それでは、具体的にどんな行動をとったらいいのか、どんな環境に置くことが好ましいのか、長引く痛みの原因となっているモヤモヤ血管を減らす生活習慣や治療法を具体的に見ていきましょう。まず前半には自分でできる方法を中心にまとめます。後半では、医療機関や治療院で受けられる方法をご紹介します。

自分でできる治療法

モヤモヤ血管を作る姿勢、作らない姿勢

モヤモヤ血管ができる原因のひとつに「関節への繰り返しの刺激」があります。その原因として普段、「モヤモヤ血管ができやすい姿勢」をとっていることが挙げられます。

ですから、モヤモヤ血管を減らすためには、普段の姿勢を変えることが大切です。たとえば首の痛みや肩の痛み、腰痛は姿勢を変えることでモヤモヤ血管が減って、痛みの解決につながることが多くあります。たとえば図28右のような姿勢はこれらの関節に負担がかかります。普段の姿勢が関節に対して繰り返しの刺激を加えてしまい、モヤモヤ血管ができやすくなります。ここから図28左のように姿勢を変えると、肩や腰、首への負担は非常に小さくなります。結果として痛みの軽減につながります。また、今は痛みがないという人も予防をすることが可能です。また、姿勢の改善は肩だけでなく首の痛みや肩こり、腰痛を改善させてくれます。

図28 姿勢の変化でモヤモヤ血管を減らす

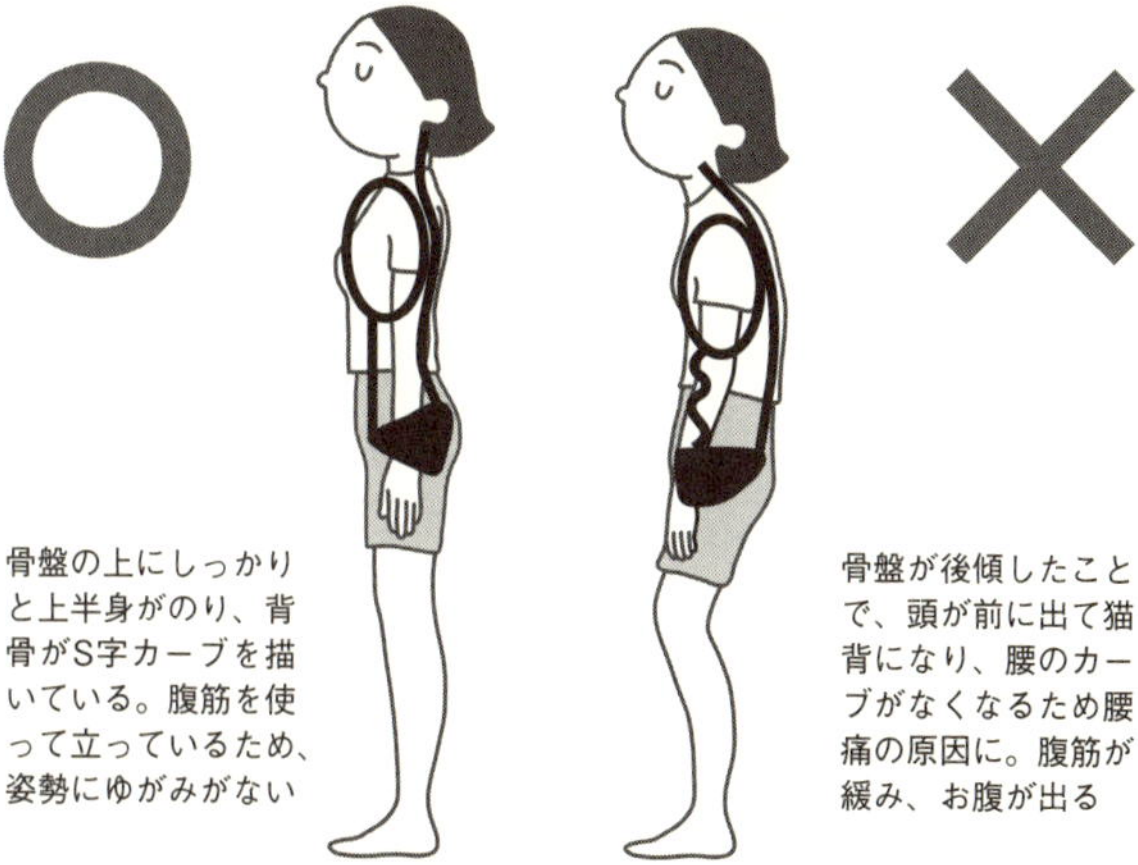

骨盤の上にしっかりと上半身がのり、背骨がS字カーブを描いている。腹筋を使って立っているため、姿勢にゆがみがない

骨盤が後傾したことで、頭が前に出て猫背になり、腰のカーブがなくなるため腰痛の原因に。腹筋が緩み、お腹が出る

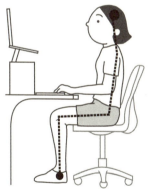

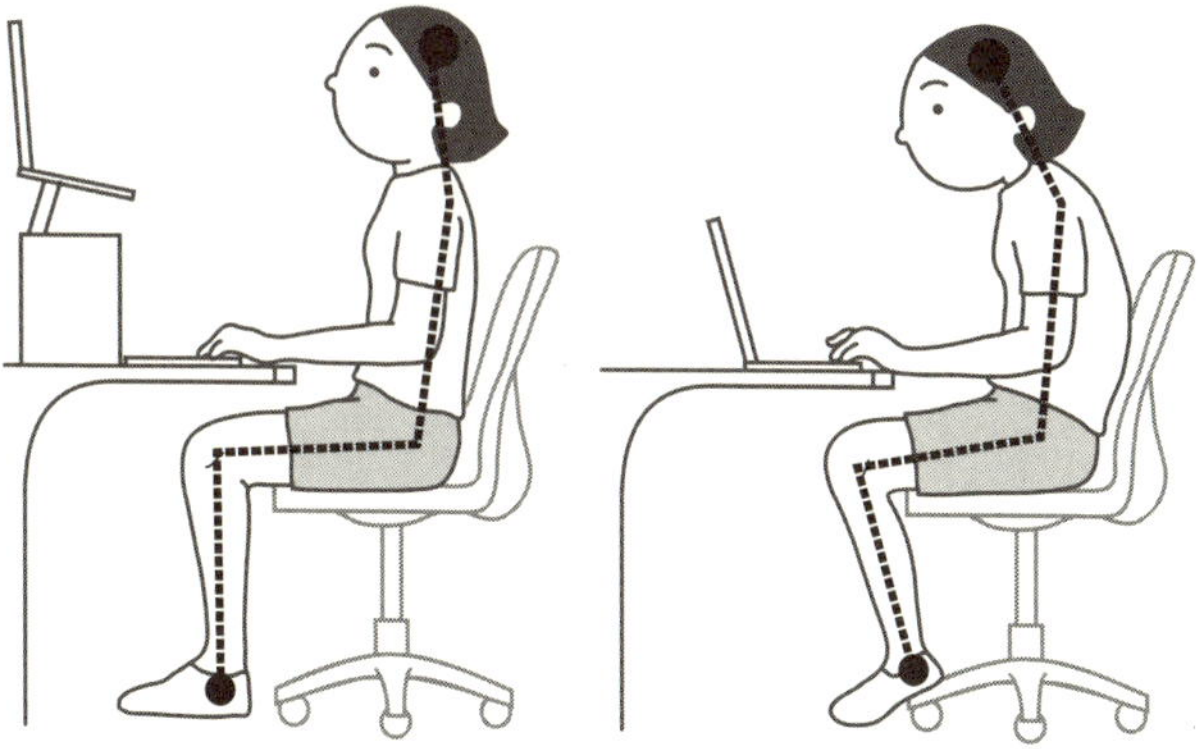

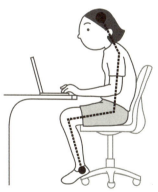

目の高さにパソコン画面があり、指先からひじまで机と同じ高さ。頭の重心は背骨で支えられる位置にのっていて、ゆがみのない姿勢

パソコン画面をのぞきこむため頭が前に出て、首、肩、腰に負担がかかる。ひざを曲げているため、窮屈でゆがみやすい姿勢

あなたのモヤモヤ血管を減らす生活習慣

モヤモヤ血管を減らすように努力することは、健康的な生き方をすることでもあります。なぜならモヤモヤ血管とは一般的にお医者さんが「万病のもととなる軽微な炎症」と呼んでいるものそのものだからです。ここで言う「万病」とは心筋梗塞やがん、脳卒中、アルツハイマー病なども含みます。つまりモヤモヤ血管を減らそうとする生活習慣はこれらのいわゆる生活習慣病になりにくい生活でもあるのです。長引く痛みを治しながらついでに長生きしちゃおう！　ということですね。

有酸素運動

有酸素運動は、モヤモヤ血管を減らすとても効果的な方法です。台湾の統計学者であるウェン医師らは42万人を対象としたコホート研究（あらかじめ登録した人たちを長い時間かけて追跡し、その人たちがその後どんな病気になったか、いつ亡くなったかなどを調査する研究手法）を実施しました。登録時に詳細にその人の生活パターンなどを調べることで、それらがのちにどのような影響を持ったかが研究できます。８年もの期間の追跡を解析し、まとめました。２０１１年に医学雑誌『ランセット』に掲載された論文によると、１日15分の運動をした人たちは、運動をしていない人に比べて死亡リスクが14％下がり、平均寿命が３年延びることを報告しています［1］。

このことからも15分程度の運動は健康増進にプラスに働くことがわかります。適度なトレーニングは、体の脂肪組織の性質を炎症タイプからノーマルタイプに変えることでモヤモヤ血管を抑えてくれることも、第３章でご紹介した通りです。

今、長引く痛みがあって何も運動をしていない人は、痛くない範囲でできる運動を１日15分してみましょう。週に１度だけ１時間運動するより、15分でも日々運動するほうが効果的です。ただし痛みの出ない範囲でおこなってください。散歩やジョギング、自転車などが代表的ですが、ひざの痛みで歩けないという人は、そのような負担がかかりにくい運動でもいいです。体操や太極拳なども良いでしょう。嫌々やるのではあまり効果はありません。つらくない範囲で楽しんでできることが重要です。

高カロリーの食事はやめましょう

モヤモヤ血管と食生活についてはっきりとわかっていることは、高カロリー食がモヤモヤ血管を増やしてしまうということです。3章でも少し触れましたが、東京医科歯科大学の研究者らが2012年に『PLOS ONE』という有名なオンライン科学雑誌に掲載した論文から紹介しましょう[2]。

彼らは「なぜ肥満の人は、体重のかからない手の関節などにも痛みや変形が起きてしまうのか?」という疑問を持ちました。従来は「体重が重いからひざが痛い」とされてきましたが、手の関節は体重がかからないため関係ありません。それなのに肥満の人はひざだけでなく手にも痛みが出やすい。これは食事内容が影響しているのではないか、この仮説を検討するためにマウスを使った実験を試みました。

マウスをふたつのグループに分けてひとつのグループには通常の食事、もう一方のグループには高カロリー食を与えます。そしてこれらのグループの変化を追いました。すると高カロリー食を与えたマウスたちは比較的早い段階で関節が痛くなり始めます。この時期の関節を見てみると、滑膜や脂肪組織に血管が増えていることがわかりました。滑膜や脂肪組織が炎症性に変化しているのです。そしてさらに時間が経過すると関節に変形変化が生じてきます。つまり変形が起きるより前に血管が増えているのです。

このように高カロリー食がモヤモヤ血管を増やすということが、動物実験レベルで確認されました。さらに増えたモヤモヤ血管が炎症を起こして関節の変形を進めます。

ですからモヤモヤ血管を減らす、さらには関節を良い状態に保つには食事を変えることが重要なのです。今、長引く痛みを持っている人は、日々の摂取カロリーを制限することを３週間くらい試してみてください。現代の食事は基本的に高カロリーです。カロリーを減らすには炭水化物や脂質を減らすことが効果的です。

糖尿病とモヤモヤ血管

私が医学部の学生だったときに年配の教授が話してくれたことですが、その昔、糖尿病は非常に珍しい病気だったそうです。大学病院に勤めていてもなかなか見かけない病気だったため、当時の研修医は糖尿病の患者さんが入院すると、珍しいがためにに「ぜひ自分に受け持たせてほしい」と取り合いをしたといいます。戦後間もない頃は、過食は一部の人のみが抱える問題でした。今とは大違いです。今では50歳以上の人の10％以上が糖尿病だとされています。食生活の変化とはそこまで大きな影響を与えるものなのだと改めて感じます。

さて、すっかり国民病となった糖尿病ですが、糖尿病になるとなぜさまざまな臓器に不具合が生じるのかという質問に正しく答えられる人はあまりいません。糖尿病で視力が落ちる、腎臓の機能が低下する、神経が障害される、これらの症状の根本に共通する変化は何かというと「小さな血管の異常」です。専門的には「細小血管障害」と表現されます。細小血管とは毛細血管のような細い血管です。たとえば視力が落ちて失明にもいたる糖尿病性網膜症では目の網膜に「異常な細小血管」が増えてしまう病気です。全く役に立たない異常な細小血管が無秩序に増えてしまい、これが網膜の本来の機能を奪ってしまいます。なんだか聞いたことがある話ですね。

そうです。細小血管障害とはモヤモヤ血管ができるということにほかなりません。モヤモヤ血管が網膜にできれば糖尿病性網膜症、モヤモヤ血管が腎臓にできれば糖尿病性腎症です。

それでは糖尿病の人は、関節にもモヤモヤ血管ができやすいのでしょうか？

答えはイエスです。肩関節周囲炎（五十肩）を例にとると、糖尿病患者さんの10〜20％の人が肩関節周囲炎になるとされていますが、これは一般の人よりもはるかに多い数字です。当然です。モヤモヤ血管ができる病気が、糖尿病なわけですから。

では糖尿病の人はどうしたらよいかというと、やはり糖尿病の治療をきちんとおこなうことです。

長引く痛みはあるけど糖尿病とは言われていない、という人は「自分も糖尿病なのか？」と不安に思うかもしれません。もちろん国民病ですから疑ってかかるに越したことはないのですが、検査して異常がなければ過度に不安になる必要はありません。長引く痛みがありモヤモヤ血管があったとしても、だからと言って糖尿病になりやすいというわけではありません。本書に書かれているようにモヤモヤ血管を作らないような生活を心がければよいと思います。

タバコとモヤモヤ血管の関係

糖尿病がモヤモヤ血管を作るのだとしたら、タバコはどうでしょうか？　タバコも血管に悪さをすると聞いたことがある人もいますね。

結論から言うとタバコは長引く痛みを増やします。では禁煙したらすぐに痛みが改善するのでしょうか？

長引く痛みのある患者さんは、「タバコはやめてください」とよく言われると思いますが、長年タバコを吸ってきた人が禁煙しても、痛みがすぐに治るわけではないというのが実情のようです。

タバコの血管壁への作用は年数で決まる。すなわち今吸っているかどうかよりも、今までどれだけの期間吸ってきたかということにかかっています。

今からタバコを吸い始めようと考えているなら「始めないほうがいいですよ」と答えますが、今まで30年吸ってきた方に「タバコをやめたら痛みが治ります」と簡単に言えるものではなさそうです。つまり長年喫煙していた人は、やめたとしてもその影響が血

図29　喫煙と長引く腰痛の発症の関係性

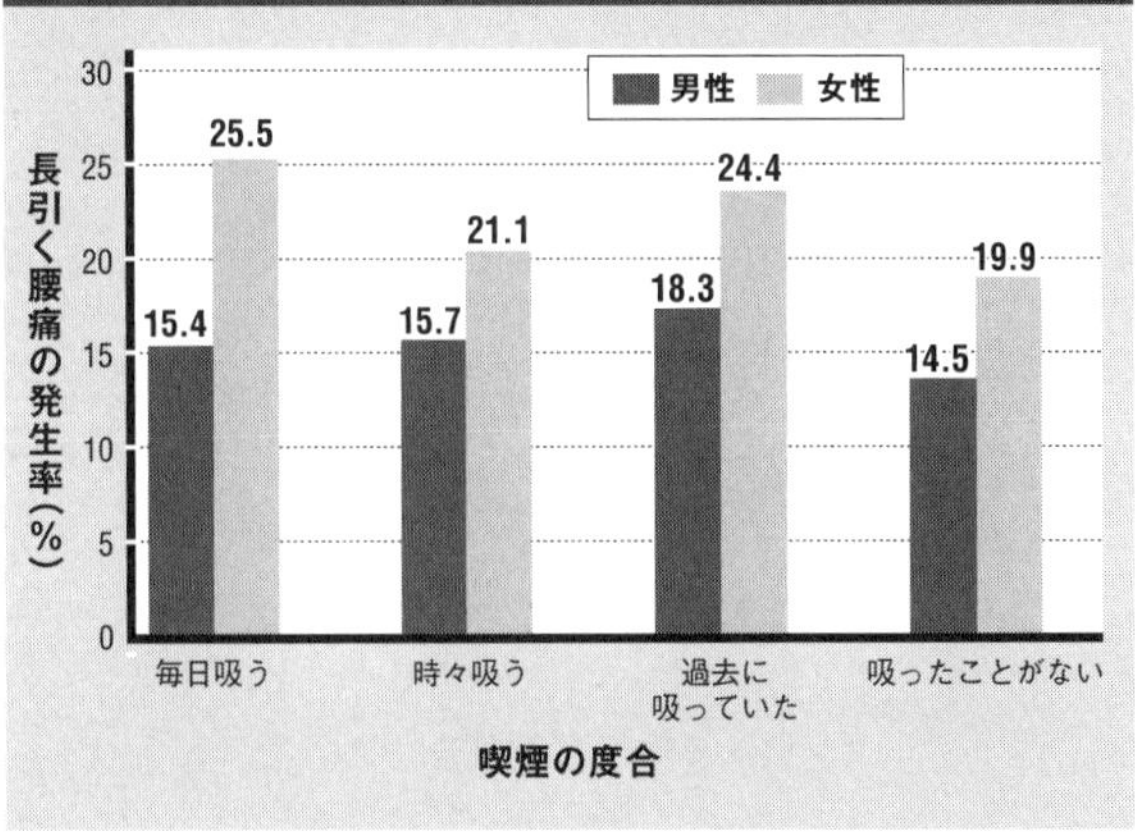

管に残っていて、依然として長引く痛みを作りやすいというデータがあるからです。

上の図は２００３年にドイツでおこなわれた８０００人以上を対象にした研究の結果です［3］。まずはじめに現在の喫煙の状態を聞き出し、その人がその後の１年間に「長引く腰痛」を発症したか否かについて調査しています。

これを見てみると「吸ったことがない」という人は最も腰痛の発生率が低く、そして「毎日吸う」という人の発生率が一番高いことがわかります（女性において）。ここまでは予想できます。

ところが注目すべきなのは、右から２番

目「過去に吸っていた」という人たちです。彼らは禁煙に成功しているわけですが、腰痛の発症頻度は高いです。この研究では喫煙の年数も調べていますが、現在吸っているかどうかよりも「過去に何年間喫煙してきたか」のほうが、長引く痛みと関係しているのです。まさしく先ほどお話ししたことと同じです。

また、タバコを断つことはストレスになり、過食の原因になることもあります。禁煙して体重が増えたという人はたくさんいます。こういった場合、長年の喫煙の影響を受けた血管にさらに高カロリーや体重増加、高血圧などの要素が加わって、良いことはありません。

私からできる提案は、あまりにたくさん吸っている人は本数を減らすこと、そして今まで吸ってきた人は、タバコをやめれば治ると期待するのではなく、これから書くようなほかの方法も取り入れることです。

理にかなっているストレッチ

ストレッチで長引く痛みが改善するという報告は非常にたくさんあります。そのうちのひとつであるマッケンジー体操は、非常に有名なストレッチ法ですが、これは腰痛を改善する有効な手段として医学論文にも多数報告されています。そのやり方は２１２ページでご紹介します。

ストレッチをすると、なぜ痛みが改善するのでしょうか。この質問への答えとして興味深い研究をしているグループがあります。

筋肉が骨に付く部分を腱と呼びます。この腱の細胞を取って、研究室のお皿（シャーレ）の中で育てます。ドイツのプッフェという解剖学者はこのようにして育てた腱の細胞に機械的なストレスを加えました。具体的には特殊な装置で細胞を引っ張ったのです。そしてどんな物質や遺伝子が活性化されるか調べました［4］。すると血管を新しく作らせないようにする物質のひとつであるエンドスタチンが豊富に出ることがわかりました。つまり腱の細胞を引き延ばすことによって、血管を減らす物質が分泌されることがわか

写真13　アキレス腱のストレッチ中の血液の流れの変化（[6]より）

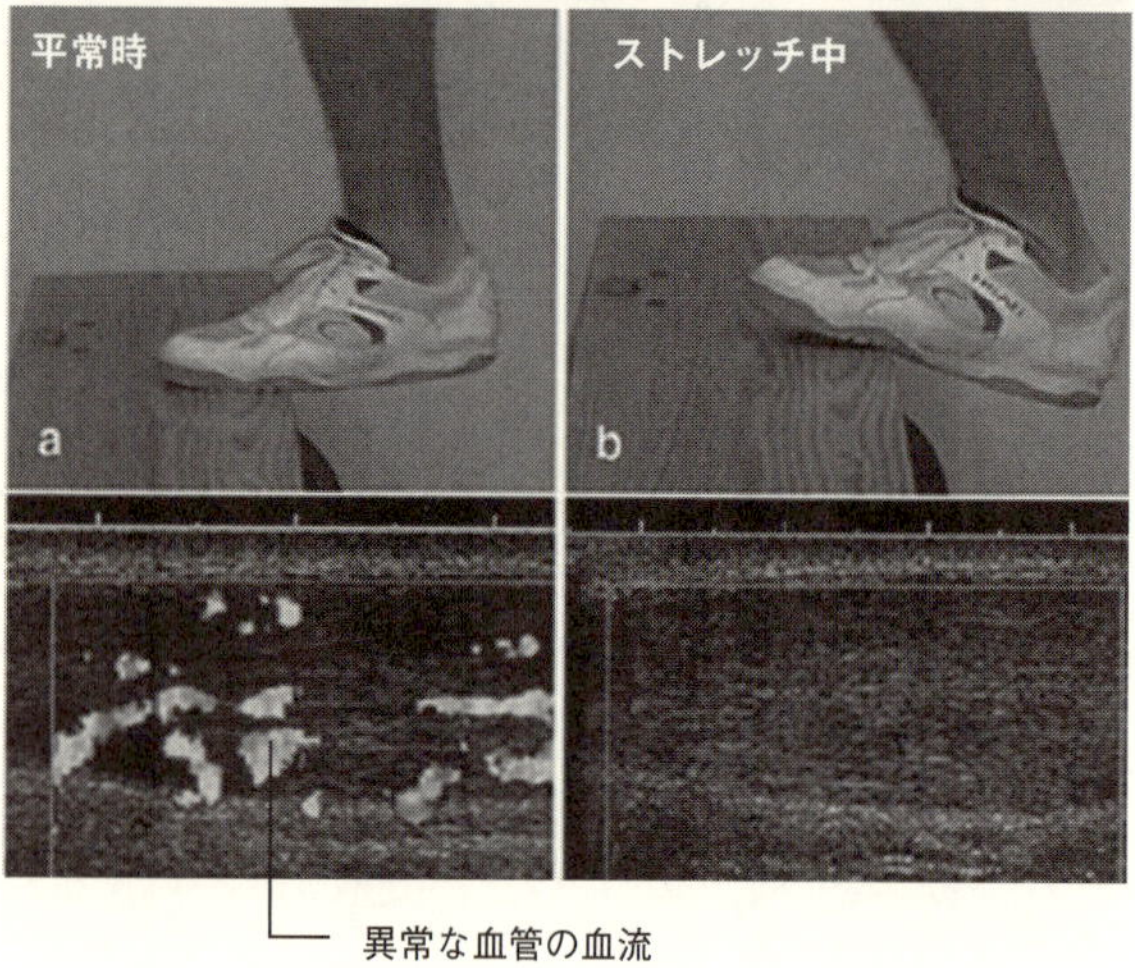

ったのです。

スウェーデンのウメオの放射線科医であるオーバーグ医師のグループはストレッチ治療をしているときの血管の流れを調べました[5]。するとストレッチをしている瞬間は組織が引っ張られて異常な血管の血流が途絶えていることがわかりました（写真13）。さらに彼らはストレッチでアキレス腱炎の痛みが改善した人たちは血管が減少していることを確認しています。

ストレッチは、このようにモヤモヤ血管を減らすという科学的根拠が

図30　腰痛に効果的なストレッチ

●ウイリアムス体操

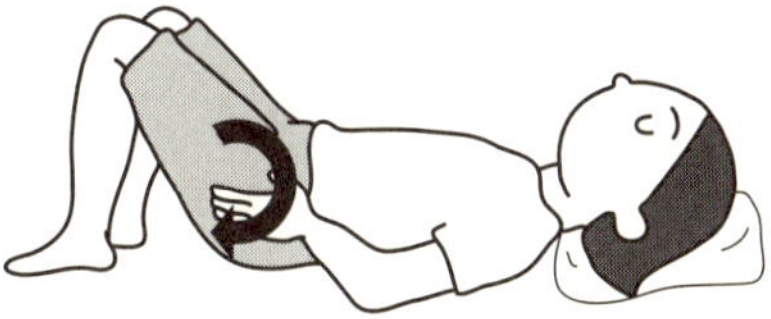
腰を床に押しつけ、
骨盤を後方に傾ける

●ストレッチング体操

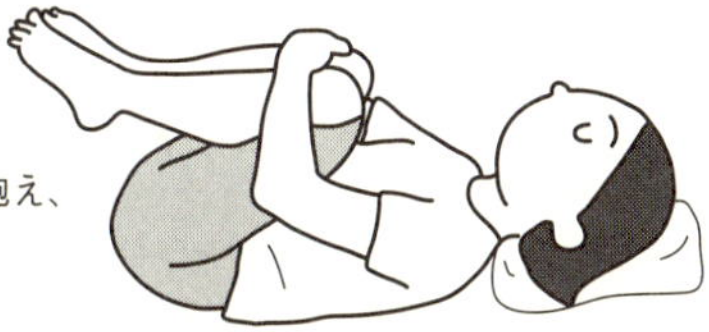
脚を曲げてひざを抱え、
腰の筋肉を伸ばす

いくつか報告されています。ぜひ、あなたの痛みにも取り入れてみてください。

書籍やテレビなどで体の部位によってさまざまな方法が紹介されていると思います。

本書では残念ながらすべてをカバーすることは難しいですが、基本的なことを申し上げると、ストレッチが効果的なのは腰、ひじ、ひざなど。また各種の腱に痛みがある場合も効果的です。普段、痛みをともなうため避けている方向へ負荷をかけます。つまり痛いことをするということになります。ここで腰痛に効果的なストレッチの仕方をご紹介しておきます。

図31　腰痛に効果的なストレッチ

●マッケンジー体操

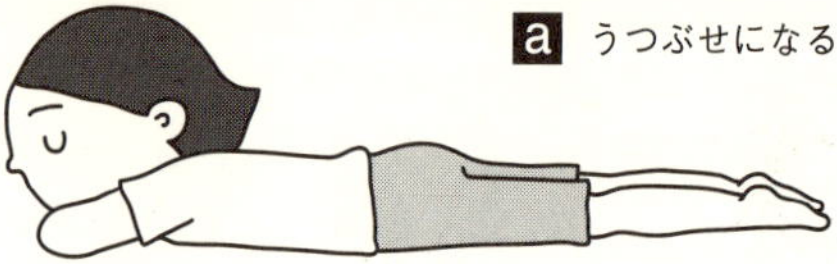

a　うつぶせになる

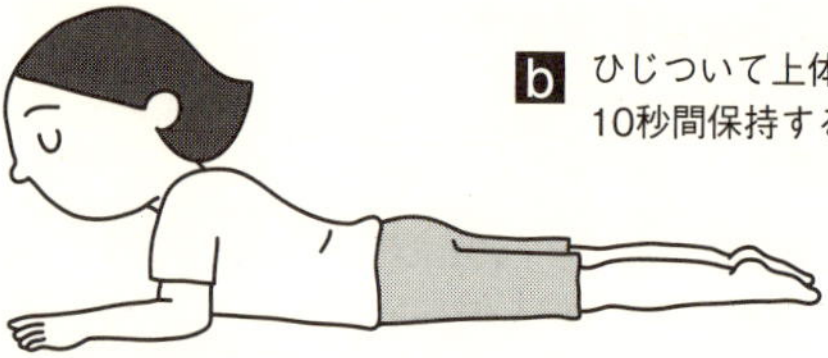

b　ひじついて上体を起こし、10秒間保持する

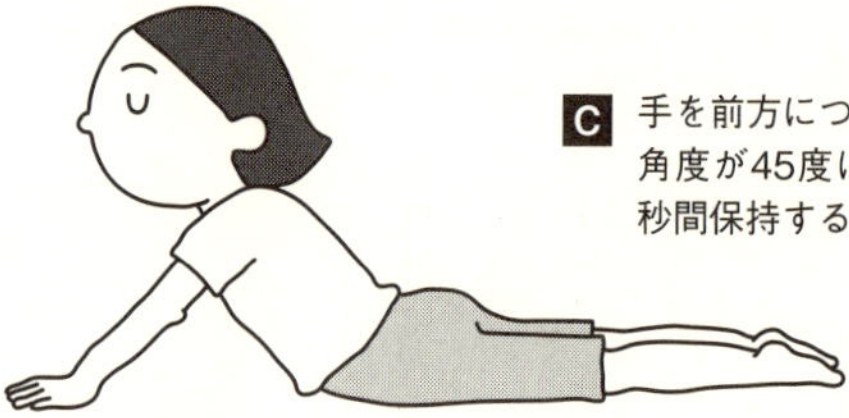

c　手を前方につき、腰椎の傾斜角度が45度になる姿勢で10秒間保持する

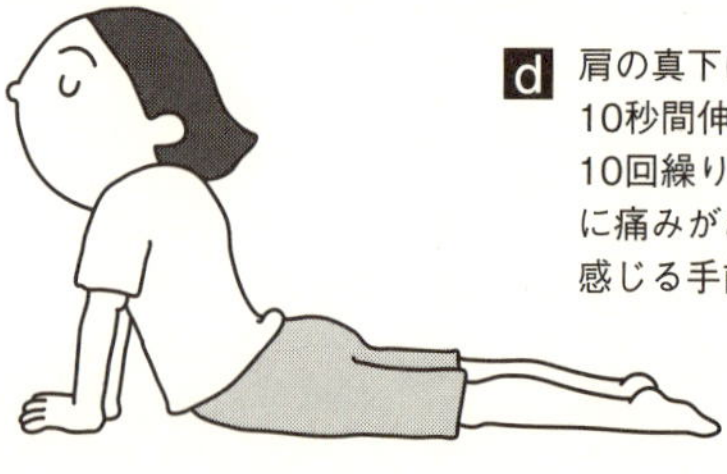

d　肩の真下に手を置き、腰椎を10秒間伸ばす。a～dを5～10回繰り返す。ストレッチ中に痛みがある場合は、痛みを感じる手前の姿勢でおこなう

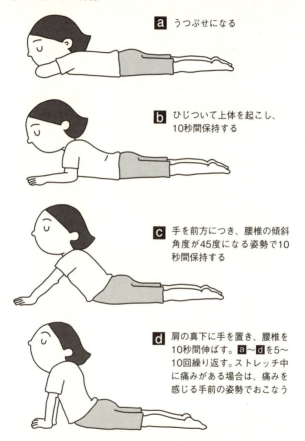

動かしたほうがいい？　動かさないほうがいい？

長引く痛みを抱えている人によく聞かれるのが、安静にしたほうがいいのか、あるいは動かしたほうがいいのか、という質問です。

長引く痛みの場合は、「痛くない範囲で動かしたほうがいい」というのが答えです。

骨折や捻挫などの怪我で生じた「急な痛み」の場合はなるべく安静にして動かさないほうがいいでしょう。このようなときは組織が修復する過程にあるので、お医者さんに指示された期間は動かすのは控えてください。

しかし３か月も４か月も痛いような長引く痛みでは話は別です。すでに修復は終わっていますから、安静にすることのメリットはありません。メリットがないどころか、安静にすることで痛みの原因となるモヤモヤ血管を作る羽目になります。

ストレッチのページでも記載したように、人間の体にはある程度の力学的なストレスが加わることで血管を減らすような物質を分泌する性質があります。反対に全くこのような力が加わらなければ血管は増えてしまいます。じっと安静にしているのは余計な血管を増やし、痛みを長引かせる原因を作ることになると考えられます。

ぎっくり腰の調査でも、なるべく動かしたほうが痛みが長引かないという結果が出ています。東京大学の整形外科医である松平浩先生らは、ぎっくり腰になった人が病院で医師にどうアドバイスされたかによって、腰痛が長引くかどうかを検討しました[6]。調査の結果「なるべく安静にするように」と医師にアドバイスされた人は、「痛くない範囲で動いてください」とアドバイスされた人に比べて3倍も、翌年に腰痛を抱える可能性が高いことがわかりました。つまり「なるべく安静にしてください」というアドバイスがマイナスに働いていたことがわかったのです。

特に腰痛や首の痛みで「動かしてはいけない」と強く思い込んでしまい、痛みを長引かせている人がいます。思い込みが強くて首や腰の筋肉が非常に硬くなっている方も見かけます。またなるべく安静にしようとしていつまでもコルセットに頼ってしまうことも良くありません。安静は弊害が多いのです。ぜひそのようなところからご自分の対処法を見つめなおしてみてください。

温めたほうがいい？　冷やしたほうがいい？

モヤモヤ血管に血液が流れるかどうかは、ほかの正常な血管とのバランスも重要です。皮膚への正常な血液の流れが増えると相対的にモヤモヤ血管への流れを減少させるため、痛みは改善します。反対に正常な血液の流れが減少するとモヤモヤ血管への流れが増えるため、痛みが出ます。体を温めると痛みが和らぐのはこのためです。

外気温に最も影響を受けるのは皮膚です。皮膚の血管は表面にあるのに対して、モヤモヤ血管は皮膚よりもはるかに深部にあります。ですからたとえば熱いお湯につかると皮膚への正常な血液の流れが増え、相対的にモヤモヤ血管への血液の流れが減少して痛みが減ります。反対に急に寒い場所に出ると皮膚への血液の流れが落ちて、モヤモヤ血管への流れが相対的に増えます。すると痛みが出るのです。

以上は、体の表面だけを冷やしたり温めたりするときに起きることです。

しかし、お風呂などで温まっている最中に入念にマッサージをすると、後述するように深部にあるモヤモヤ血管の流れを刺激することになります。この場合は反対に痛み出す原因になることがあります。

それではアイシングはどうでしょうか？　アイシングは急な炎症が起きているときは効果があります。たとえば、怪我をした直後には人間の体は必要以上に血管をたくさん増やすように反応します。こんなときに生じた余計な血管が長引く痛みの原因になったり、のちのちに「古傷の痛み」の原因になったりします。ですからこのようなときは、余計な血管がたくさんできるのを防いだほうがいいのです。怪我をした直後にはじっくりと冷やし、かつ圧迫をすることで余計な血液の流れを作り出さないようにします。これはけがをして2週間後くらいまでは効果的でしょう。その後は生体の自然な反応として血管を減らす流れができてきます。

大胆な治療法「用手圧迫」

これから紹介する内容は、この本の中で最も大胆な内容になるかもしれません。実は非常に単純な話ですが、長引く痛みは「圧迫して治る」という性質があります。もともとこのことはよく知られていました。たとえばテニスひじで言うと、テニスひじ用のバンドというものがあり、それを痛みのある場所に巻いて圧迫すると痛みが改善されることは経験的に知られていて、広く用いられています。たとえば車椅子テニスで２０１４年に世界４大大会を制覇した国枝慎吾選手も、ひじバンドを使用していました。

それだけではなく、圧迫法はひざの痛みや五十肩の痛みも改善すると著名な大学教授やセラピストが述べています。本当なのでしょうか？

東京医科歯科大学の運動器外科学教室の宗田大教授は、ひざの痛みについて深い造詣をお持ちの方です。宗田先生は著書の中で「痛点ストレッチ」という治療法を紹介しています。その方法とは、シンプルに表現すると「痛い場所をしばらくじっと押して圧迫する」というものです。10秒間くらい圧迫すると痛みが改善する。こんな方法で本当に痛みが取れるのでしょうか。教授いわく、多くのひざの痛みがこれで解決できるそうです。

これまで紹介してきたように、モヤモヤ血管がある場所は「押すと痛い」という性質があります。これを圧痛と呼びますが、私の経験では圧痛がある場合にはモヤモヤ血管が必ずあると言っても過言ではありません。この「押して痛い場所」を10秒前後圧迫することで、一時的にモヤモヤ血管への流れが遮断されます。

血管研究をしていて感じたことですが、病的な血管は、いろいろな刺激に弱いという特徴があります。普段と違う環境にさらされることで、非常に速やかに減る（消退する）性質があります。第2章で書いたように、正常な血管は私たちが生まれてきたときからありますから、ある意味で血管としての経験値が高いわけです。それに比べるとモヤモヤ血管は、まだまだ血管としての経験が浅い血管です。だからわずかでも流れが遮断されるだけで自ら減っていくのかもしれません。あるいは先ほども紹介したように、ある種の細胞は引き延ばされることで血管を減らそうとするたんぱく質を分泌します。じっと圧迫することでこのような変化が起きて血管を減少させているのかもしれません。

この治療が応用できるのはひざだけではありません。肩にも使えます。

肩専門の有名な理学療法士の山口光國先生は、プロ野球セ・リーグの横浜ベイスターズのフィジカルコーチを務めていたことのある方で、野球に限らずあらゆる肩の動作に詳しく、そして肩をはじめ人間のさまざまな関節の専門家です。

初めて山口先生にお会いした際に、私が「モヤモヤ血管とそれに付随する神経が痛みの原因なんです」と熱弁しました。１年半後に再会したとき、山口先生が驚くようなことを私に教えてくださいました。なんと、肩周りでモヤモヤ血管ができている場所をじっくりと手で圧迫することで、五十肩の患者さんの痛み症状が速やかに改善していくと言うのです。やはりじっと10秒間くらい押さえて圧迫する。これだけで治療するごとに痛みが軽くなると言って、患者さんが喜んでくれるとおっしゃっていました。

自分で圧迫する際の注意点

さて、自分で圧迫する際の注意点をまとめましょう。まずは、持続的に圧迫すること。少なくとも５～10秒の間、一定の力で押し続けます。これより短いといわゆるマッサージに近くなります。中途半端なマッサージはモヤモヤ血管の流れを助長させることにもなりかねません。ある程度の時間、持続して押すことをおすすめします。

押す場所は、第３章で確認した「モヤモヤ血管の見分け方」で痛みがあった場所です。痛みがないところではおこなわないでください。また、自分で押すのには限界があります。ひざの前面は押しやすいかもしれませんが、ひざ裏や肩、腰は難しいかもしれません。たとえば肩こりなら、図33のように傘の柄を使ってもいいかもしれません。最も硬い（痛い）ポイントを傘の柄で探しながらその力に抵抗するように首を後方に引くと、無理なく圧を加えることができます。また、腰痛では仰向けになって痛む場所にテニスボールを挟んで圧迫する方法もあります。1回10秒くらい、1日に3回すれば良いでしょう。たくさんすればするほど効くというものでは決してありませんので、やりすぎには注意してください。そして自分でおこなうことの限界があることも心得ておいてください。場所がずれたりして思わぬ痛みが出ることもあるかもしれません。理学療法士など専門家のアドバイスをもらいながら実践するのが理想的です。

図33 傘の柄で肩を圧迫する

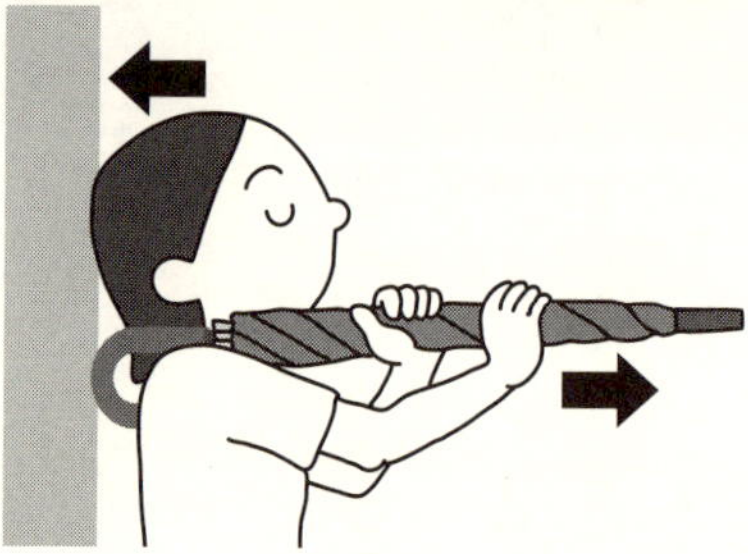

痛い場所への中途半端なマッサージは禁物！

ストレッチや圧迫が痛みを改善させる可能性があることはわかりましたが、それではマッサージはどうでしょうか？　実は「長引く痛み」を治すためにおこなうマッサージには、注意が必要です。痛みのある場所に直接、中途半端なマッサージをしてしまうと、痛みを治すどころか反対に痛みが出てしまうことがあります。特にお風呂の中で痛い場所をマッサージするのは絶対におすすめしません。これはまさしくモヤモヤ血管の流れを助長してしまうようなものだからです。ひざの痛みを持っている人に「何がきっかけで痛み出しましたか？」と尋ねると、「お風呂の中で、もんでいたら次の日から痛くなった」と答える人が結構いらっしゃいます。

マッサージをすると疲労物質が減ると信じられていますが、科学的な研究ではこれは否定されています[7]。一口にマッサージと言ってもやり方はさまざまなので、あくまでこの研究でおこなわれたマッサージの仕方では疲労物質の減少は認められなかったということです。むしろ一般的なマッサージの良さは、直接手を当てられることからくる安心感や、オフセット鎮痛効果（175ページ参照）などではないでしょうか。

もちろんすべてのマッサージを否定しているわけではありません。マッサージといえどもさまざまな手法があると思います。私の知っている治療家の方は海外のプロスポーツ選手も通うような有名なセラピストです。彼は自分の親指の先端を使って痛みのある場所を非常に強い力で念入りに押していきます。彼いわく「痛みの出ている組織をミリ単位でつぶしていく作業」だそうですが、確かに痛みが取れるということで評判です。ここまですればモヤモヤ血管を消退させることができるのでしょう。

ひとつ言えることは、一般の方が何気なく自分の痛い場所をもんだりさすったりすることは、実は痛みを長引かせているかもしれないということです。痛い場所をもむ、あるいはさする習慣を持っている人は一度意識してやめてみることをおすすめします。

筋力トレーニング

筋力トレーニングは、痛みを治すというよりも再発予防に効果的です。ひざや腰の痛みへの筋トレの仕方は書籍などで紹介されていますが、どれも予防に効果的だと考えられています。ひざが痛い人が筋トレをしても、痛みがすぐに治るわけではありません。ひざに長引く痛みがある人は、確かにひざ周りの筋肉はやせていますが、これは痛みで力を入れることができないからです。それによって余計な負担がかかっている人も多くいます。ですが、筋トレが痛みをすぐに治してくれるわけではありません。

私は筋トレなどのエクササイズは、再発予防には非常に重要だと思っています。痛みがある場合は、まずはモヤモヤ血管を減らして痛みの原因を除去したのちに、再発を防ぐために筋トレをおこなうのが良いでしょう。

医療機関で受けられる治療法

さて、ここからは私が普段、患者さんに提供している治療も含めて、医療機関で受けることができる治療をまとめてみます。この章の前半で書いた「自分でおこなえる方法」と組み合わせることで積極的に治していきましょう。

治してもらう？　自分で治す？

これから紹介する治療法は、医療機関や治療院でないと受けられません。自分でできる治療法に比べると「治してもらう」という感覚が強くなります。しかし、自分で何もせずに、お医者さんや治療者に任せて治してもらおうというスタンスではいけません。

あくまで「自分で治す」。その一環として医療機関の治療も取り入れるというスタンスが重要です。どの治療を受けるかについても、お医者さんに丸投げするのではなく、お医者さんと「相談しながら」決めていくことが大切です。繰り返しになりますが、これまでに紹介してきた「自分でできる治療法」と組み合わせて受けるようにしましょう。

モヤモヤ血管を減らす注射

注射と聞いて良いイメージを持っている人はあまりいないでしょう。しかし、長引く痛みを治療するのに、注射は手軽にできて劇的な効果を示す可能性のある治療です。注射を上手に用いるとモヤモヤ血管を減らすことができます。１年以上続いた痛みでも速やかに改善します。「今までの治療は何だったの⁉」と怒り出す人もいるくらいです。

ここで言う注射とは、従来の注射とは少し違います。

ひざの注射を例にとってみましょう。従来はヒアルロン酸製剤の「関節腔内注射」がメインでした。つまり、ひざ関節の袋の中に薬を入れるというものです。非常に多くの医療施設でこの注射がなされています。

ところが２０１３年にアメリカの整形外科学会が「ヒアルロン酸製剤の関節腔内注射には科学的根拠が得られていない」と声明を発表しています。

ではなぜ効かないのかというと、モヤモヤ血管から離れた場所に打つからです。確かに関節の袋の中にある滑膜も炎症を起こし痛みの原因となることがありますが、これがすべてではありません。

モヤモヤ血管を減らすことが痛みを改善させるカギとなると捉えると、注射の打つ場所は今までとは変わってきます。モヤモヤ血管がある場所に注射を打つ。単純ですがそれだけで全く別の効果を発揮します。この場合、注射の中身も大切ですが、より重要なのは場所の問題なのです。

ひざであれば「押して痛い場所」を探してその場所に注射を打つほうが効果的です。私の場合は超音波診断装置を使いながらピンポイントに注射します。第3章でもまとめたようにモヤモヤ血管ができやすいのは骨膜、脂肪組織、腱付着部、滑膜などです。どこに圧痛があるかを参考にしながらモヤモヤ血管がある場所に薬剤を注入します。

では、どんな薬を使うことができるかを簡単に見ていきましょう。

①ステロイド製剤

ステロイドという薬には怖いイメージがあるかもしれません。確かに内服薬を大量に摂取するとさまざまな副作用が出ることがあります。しかし、ステロイドにはモヤモヤ血管を消退させる作用が強いため、少量を用いてモヤモヤ血管が増えているところにピンポイントに注射をすると、痛みが改善します。

ただし打つ場所と回数に注意しなければなりません。腱や靭帯などのいわゆる「強靭さ」が求められる組織には使いません。反対に脂肪体や骨膜などには使うことができます。しかし、回数は多くても3回くらいにとどめるようにします。きちんとモヤモヤ血管のある場所に打てば2回ほどで十分な結果が得られることが多いです。

②ヒアルロン酸製剤

ヒアルロン酸製剤にも血管を退縮させる作用が証明されています[8]。このため打つ場所を工夫すれば痛みを改善させる良い治療法となります。特にヒアルロン酸は腱や靭帯があるところでも用いることが可能です。関節腔内に投与するのが一般的ですが、モヤモヤ血管のある場所に投与するほうがはるかに効果を感じてもらえるはずです。ただし、血管を減らす作用はステロイドに比べるとやや劣ります。

③PRP（自己多血小板血漿）

PRPとは、Platelet Rich Plasmaの略です。2014年にニューヨーク・ヤンキースに所属していた田中将大投手がひじを痛めた際に受けたのがこの治療です。これも注射治療ですし、私の考えでは「血管を減らす」注射のひとつです。

ＰＲＰ治療では患者さん本人の血液を採取して、その中から血小板を多く含む成分を抽出してきてそれを患部に注入します。この血小板を多く含む成分には血管をたくさん作らせる働きがあります。「ん？　だとすると逆に痛くなってしまうのでは？」と考えますが、まさしくそうです。

ただしＰＲＰ治療は一度痛くなったあとに痛みが引く時期があります。この注射の優れている点は「血管がいったん増えると、その後に血管を退縮させるように働きかける」という生体にもともと備わっている特性を活かしている点です。私は血管の研究をしていたのでよくわかるのですが、生体に血管を増やすようなシグナルを入れると一度は血管が増えます。しかしその反動で2週間ほどすると血管が急激に減少する時期を迎えます。ＰＲＰ治療で痛みが改善するのは、この作用を利用しているのだと私は理解しています。自分の血液から採取した成分なので安全に用いることができますし、ケースによっては非常に効果的です。また組織を修復する作用もあるといわれていますが、現時点では何とも言えません。

④血管硬化剤

これは少し特殊な治療です。超音波装置のドップラー機能を使うと血管を見ることができますが、その見えている血管の部位に硬化剤、つまり固まる性質のある液体を注入する治療方法です。私は普段は用いていないのですが、これも血管に着目した治療法だと言えます。ただし保険適用ではなく、おそらく日本でも用いている先生は少ないはずです。血管をターゲットにした方法なのですが、モヤモヤ血管のような細い血管ではなく、それよりも比較的太い血管をターゲットにするため、痛みが完全に取り去れないこともあるようです。

以上の４つが、血管を減らす注射の代表的なものです。注射治療はもちろん万能ではありません。また、何度も繰り返すのは望ましくありません。３、４回試してみて効果がなければ違うアプローチも考えることが必要です。

カテーテル治療

カテーテル治療は「異常な血管を減らすことで病気を改善させる治療法」と言えます。第2章でも紹介しましたが、私はこの治療を専門にしています。

従来の考え方では、血流は多ければ多いほど良い、血管はたくさんあったほうがいいとされていました。なぜなら血管は組織に栄養を届けてくれる良いものとしか考えられていなかったからです。しかし第2章で紹介したように、血管はすべて役に立つわけではなく、正常な血管と病的な血管があります。モヤモヤ血管は役に立たない病的な血管です。役に立たないどころか、モヤモヤ血管そのものが組織の栄養を奪ってしまい、機能を障害します。このため、この病的な血管を減らすことができれば、病気の改善につながるのです。さらに血管の周りには常に神経が寄り添って伸びる性質があり、この血管とその周りの神経が痛みの原因だとすると、異常な血管を減らすことは痛みを治療することにもつながります。

しかし、当然ながらすべての血管を遮断してしまうわけにはいきません。正常な血管の流れも遮断してしまえば、血液が流れなくなり組織は壊死《えし》してしまいます。

ではどうしたらいいでしょうか？　異常な血管だけに働きかけて、正常な血管の流れは妨げない、そんなことができるのでしょうか？

カテーテル治療ではこの問題をクリアすべく、ひとつの方法を採用しています。それは「一時的塞栓」という方法です。塞栓とは血管の中に粒子を流して血管を詰まらせるのです。永久塞栓であれば永久に血管は詰まったままですが、一時的塞栓というのは短期間だけ塞栓するという手法です。カテーテル治療は細いチューブの先端から小さな粒子を投与します。私たちは非常に小さな粒子を用いて一時的に血管を詰まらせることをしています。

ターゲットの血管は、第2章で紹介した「盗み取り血管」です。盗み取り血管は、医学的には「動静脈短絡」と呼ばれますが、これがあることで正常な血液の流れが奪われ、本来送り届けられるはずの酸素や栄養は供給されず、モヤモヤ血管が作られ続けるという悪循環を生むことを紹介しました。この「盗み取り血管」は非常に細くて直径が50㎛（マイクロメートル）ほどと考えられます。０・０５㎜ほどということです。現在、カテーテル治療で使用している薬剤はこれと同じか少し大きいくらいのサイズで、この盗み取り血管の流れを遮断します。一時的というのはどれくらいかというと、使う薬剤によって差がありますが、現在メインに使っている薬は数時間しか滞在しません。長くても1日くらい。すでに紹介した通り、正常な血管は丈夫にできているのに対して、異常な血管はすぐに退縮する性質があります。つまりこのような短期間の塞栓でも、異常な血管は減少していくのです。体内の異物を貪食する「マクロファージ」といった細胞に食べられてしまうと考えられています。こうすることで悪循環が改善され、モヤモヤ血管は徐々に減少していきます。

痛みが十分に取れるタイミングは人によってさまざまです。この本では「その場で良くなった」というようなエピソードを紹介しました。確かにそういう人もいらっしゃいますが、全体の4分の1程度です。最も多いのは治療してから約1か月後に痛みが改善するというパターンです。悪循環を断ち切ってから組織が回復するまでに個人差があるものと考えています。

効果の出やすい場所は肩やひじ、ひざ、足などでしょうか。ただし当然のことながら異常な血管が痛みの原因になっている場合にしか効果がありません。

　安全性はどうでしょうか。現在、用いている薬剤は一時的塞栓のため、正常な血管にはほとんど影響がありません。たとえば動物実験で小腸の血管に全体的に投与した場合でも、小腸はほとんど影響を受けない、つまり壊死しないことがわかりました。小腸は最も壊死しやすい臓器のひとつと考えられていますので、この結果からしても安全であることがうかがえます。実際に私は５００例以上の長引く痛みの患者さんに対してこの薬を用いてきましたが、壊死や組織の損傷は1例も生じていません。

　しかしこの治療はまだまだ発展途上の段階です。治療効果についてのエビデンスと呼ばれるものがそろっていません。これからさまざまな臨床研究を経ることで「本当に効果がある」と科学的に推測できる状態になります。どんな治療でもそうですが、科学的に効きそうだ、と言えるまでには非常に時間がかかります。この治療は有望な候補としてそれをこれから立証しようという段階です。また、この治療をおこなえる術者が限られています。カテーテルの高い技術を持っている人は全国にたくさんいるのですが、肩やひざをはじめ関節に応用している人は現段階では極めて少ないのです。今後この分野にチャレンジするお医者さんが増えてくることを望んでいます。

手術療法

ここでは整形外科で受けることができる手術について述べます。

手術療法は当然のことながら問題を解決する手段として非常に有効な側面を持っています。しかし同時に注意しなければならない点があります。

一般的に、手術とは痛みを解決するための最終手段で、究極的な手段だと考えている方が多いと思います。つまり飲み薬や注射、ほかの治療で治らなかったら最終的に手術を、と捉えている方が多いのです。しかも、痛みが強ければ強いほど手術をしなければ治らないなどと考えている人もいるかもしれません。実際に「手術でも何でもしてとにかく早くこの痛みを取ってほしい」と訴えて手術を受ける人は多くいます。

しかしこのような経緯で、つまり痛みを一刻も早く取りたいという切迫した状態で手術を受けることは望ましくありません。実はこれが最も注意しなければならないことなのです。

このように強い痛みをできる限り早く取りたいと訴えた末に手術を受けたものの、術後に痛みが残ってしまったという遺残疼痛に悩んでいる人はたくさんいます。報告によって差がありますが、2006年に『ランセット』誌に報告された研究によると、手術を受けた10～50％の人に遺残疼痛が認められるとされています[9]。しかも手術前の痛みが強ければ強いほど、手術後に痛みが残りやすいことが知られています。

手術を「痛みを取る究極の手段」と捉えること自体がそもそも正しくないのです。結果的に痛みが取れることがありますが、手術の本来の目的は、構造的破綻を解決するためにあります。つまり切れてしまった靭帯を修復したり、折れてしまった骨を固定するという行為なのです。

では、痛みがある人は手術を受けてはいけないのかというと、もちろんそうではありません。

痛みを改善させる治療法としての手術の魅力は何といっても「痛みを発生させている組織を除去できること」だと言えます。人によっては関節の中にできた滑膜という組織が動きの際に挟まることで痛みが出るとか、切れてしまった半月板が挟まった瞬間に痛みが生じるとか、関節の中に余計な軟骨の塊ができて、それが痛いなどの症状の方がいます。このような場合は手術で除去できます。「最終手段」としてとっておかないで、早期に受けてもいいと言えます。この種の痛みは動作によって生じる一瞬の痛みであることがほとんどです。

反対に「ズキズキ痛くて仕方がないから何とかしてほしい」というような痛みは、モヤモヤ血管が関係しています。まずはモヤモヤ血管を減らすようにして、それでもなお、この姿勢をとったときに痛い、といった症状が残るようでしたら手術を検討します。

いずれにしても冷静な状況で手術を選択するほうが望ましいでしょう。痛みを出している組織が手術で取り除けるという確信のもとにおこなうべきです。

理学療法

病院で「理学療法士」の手によって受けることができます。セラピストとも呼ばれます。長引く痛みを持っているのであれば、理学療法は取り入れたほうが良いでしょう。

理学療法士は、我々医師には到底太刀打ちできないくらいの人間の体の動かし方やバランス、筋肉の状態や骨格について豊富な技術と経験、知識を持っています。それを取り入れない手はありません。

自分のことは、自分が一番見えないものです。普段の姿勢でも自分の姿勢が良いか悪いかなど、みなさんお構いなしです。それでは長引く痛みを抱えることになります。

プロの手を借りれば、自分の筋肉のバランスや正しい運動の仕方、正しい歩き方などさまざまなアプローチからモヤモヤ血管の原因となる「繰り返しの刺激」を減らしてくれます。また効果的な運動を治療として指導してくれます。自宅でできるエクササイズなども自分なりのやり方でなく専門家に指導してもらうほうが望ましいです。

理学療法が痛みに効果があるもうひとつの側面は、正しい動きをすることで脳の神経パターンが正常化することです。痛みがあると体を動かすための神経パターンが変化してきます。長引く痛みを持つ患者さんが「最近、どう歩いていいかわからなくなった」とか「普段慣れているはずの手作業に戸惑うようになった」というようなことをおっしゃることがたまにあります。痛みによって脳の機能にわずかな不具合が生じているのです。痛みが改善するとこのような症状も改善します。理学療法では正しく体を動かすことによって、このような脳の機能異常も改善させることができます。

しかし難点もあります。理学療法はアートのような側面が非常に強いのです。すなわち術者の技量の差が大きいのです。レストラン一軒一軒に味の差があるように、理学療法を提供する治療者にも腕の良し悪しがあります。研究熱心で患者さん思いの治療者に診てもらうことは非常に効果的です。また、整骨院で受ける治療も同じような範疇に入ります。ただしやはり個人差が大きく、非常に上手な方もいれば、逆に痛みの原因を作ってしまうこともあります。

内服療法

飲み薬の基本は「長く頼らないこと」です。「あまり効かないけど、飲まないと不安だし」と、だらだらと数か月、あるいは1年以上続けてしまうことがありますが、これは体に良くありません。どんな薬であれ、週単位の短いスパンで使うようにしてください。もうすでに長く飲んでしまっている人は、あまり変わらないのであれば、この本で紹介しているモヤモヤ血管を減らすアプローチを積極的に取り入れて、飲み薬は思い切ってやめてみるのもひとつの手だと思います。

NSAIDs

正式名称は「非ステロイド性抗炎症薬」と言います。打撲や骨折などの急な痛みには効きますが、長引く痛みにはそれほど大きな効果が得られないというのが実情です。また、長期間服用すると胃潰瘍などの胃腸障害や、腎臓の機能が低下してしまうなどの重大な副作用があるので、数か月、ましてや1年などの長いスパンで飲むことはおすすめしません。服用するのであれば短期間にとどめるようにしてください。それでも続く長引く痛みであれば、本書のように異なるアプローチを探すべきです。

抗うつ薬

以前から抗うつ薬は長引く痛みに効果があることが知られています。うつ症状の改善には2週間ほどかかるのに対して、長引く痛みに対しては4日ほどで効果を発揮することから、うつ病を治す働きとは別のメカニズムで効くのではないかと考えられています。最近では抗うつ薬が「下行抑制系」（174ページ参照）を活性化させるために痛みを改善させているのではないかと考えられています。抗うつ薬はよく効くこともあるのですが、副作用も無視できないので安易に飲むことはおすすめしません。

抗てんかん薬

近頃、てんかん発作を抑えるための薬が、長引く痛みの治療薬として処方されることが増えてきました。

最近ではタレントの武田鉄矢さんがCM出演したことでも有名です。CM効果で認知度も上がり、お医者さんもあまり考えずに「痛みが治らないのであれば飲んでみましょうか」というあいまいな処方をすることも目にするようになりました。中には非常によく効く人がいますが、その数をはるかに超えた人に投与されている印象を受けます。長引く痛みへの豊富な経験のある医師が処方することが望ましいでしょう。

高齢の患者さんが処方されるのを見かけますが、高齢の方は若い方と比べてモヤモヤ血管からくる痛みの確率が高くなります。つまり本当はモヤモヤ血管が原因であるにもかかわらず、適切な診断と治療が施されていないがために「治りにくい痛み」とされてしまい、この薬を出されているというケースが多いのです。「ふらつき」の副作用が出ることがあるので、高齢の方が飲む際は注意が必要です。

痛みに強くなる生活のコツ

さて、ここからは第４章で扱った脳の痛みへの影響も踏まえて、痛みと向き合う姿勢についてアドバイスしていきます。

好きなことをしよう

普段、何気なく生活しているときにどんなことを考えていますか？　ボーッとしているときに頭に思い浮かぶことはどんなことでしょう？　仕事のこと、あるいは家族の人を心配しているかもしれません。長引く痛みがあれば、やはり痛みのことを考えてしまうこともありますよね。早く治らないか、いつになったら良くなるのか、もう少しだけでも良くなれば、何がいけなかったのだろう、このまま痛みが取れないのだろうか……など、痛みについてのさまざまな思いが頭を駆け巡ることもあるでしょう。

長引く痛みを克服するには、このような痛みに翻弄される時間が少なければ少ないほどいいということがわかっています。何気なく痛みについて考えるときは必ずと言っていいほどネガティブな考えが出てきます。無理に前向きになる必要はありませんが、痛みについてのネガティブな考えは、第４章で「痛みを長引かせる脳の部位」として紹介した内側前頭前野が活性化され、脳が本来持つ「痛みを抑える経路」である下行抑制系がうまく働かない原因となります。

しかし、考えるなと言っても考えてしまうものだと思います。いっそのこと思いきり痛みについて考える時間を設けてもいいかもしれません。１日に10分なり20分なりとってみてもいいでしょう。そしてほかの時間では全く関係のないことをしてみてもいいかもしれません。たとえば手芸が好きな人は手芸に熱中するのもいいでしょう。好きなアイドルのライブを見に行ってもいいかもしれません。野球ファンの人は野球中継を、あるいは音楽鑑賞が好きな人は音楽を聴きに行くのもいいでしょう。「好きなこと」をしているときは脳内麻薬が出ますから、下行抑制系を活発にすることにもつながります。

気持ちいいことをしよう

最近はスマートフォンで簡単にいつでもニュースが見られるようになりました。さらにテレビをつければワイドショーが流れています。残虐な行為や理不尽な出来事、不慮の事故など暗いニュースが飛び込むことが多くあります。またＳＮＳの普及などで、プライバシーがなくなり、一般の人でも知らず知らずのうちに肩身の狭い思いをしたり不安な気持ちになることも多いでしょう。また、携帯電話で休みの日でもいつでも呼ばれてしまうこともあり、不自由さは増すばかりです。

これらのことも、下行抑制系がうまく働かなくなる原因となります。ゆっくりしたいときや休みの日はいっそのことスマホをオフにしてしまうのはどうでしょうか。テレビも見ないことにしてみましょう。

代わりに日々の生活にある気持ちいいこと、うれしいことを発見してください。ちょっとしたことにうれしさや気持ちよさを感じることができるかもしれません。よくよく見てみたら空がきれいだったとか、普段何気なく歩いていた通勤路の家々の屋根の色が美しく感じたとか、水がおいしく感じたとか、子どもの笑い声がとても心地よく感じたとか。どんなことでも構いません。

長引く痛みを持っていると「快感を感じにくくなる」ことが知られています。もともとそうなのですから、スマホやテレビに囲まれると余計にその傾向が強くなります。ここは意識して1日ひとつでも良かったこと、うれしかったことや気持ちよかったことを発見するようにしましょう。スケジュール帳の片隅に記録してもいいかもしれません。

痛みをなくすことに執着しすぎない

逆説的な言い方になりますが、痛みをゼロにしようという気持ちが強ければ強いほど、痛みが継続する傾向があります。ワナから抜け出そうとすればするほど、ワナが自分の足に深く食い込んでくるかのようです。モヤモヤ血管に着目して治療すると、始める前に比べて痛みが減少してきます。そうしたら「もう少し良くなれば」「あと少しでゼロになる」などという気持ちが出てくるかもしれません。

でもそこはおおらかに、少し痛みが出ても「前に比べたら改善しているのだから、これくらいはまあいいか」と思ってみるのもひとつの手です。少し余裕をもって構えることで、いつの間にか痛みを忘れて生活していた、という時間が増えてきます。そうしたら一週間のうち半分は忘れていたとか、１日しか思い出さなかったなど、徐々に痛みの存在が薄らいできます。

反対に「この痛みさえなければ」と捉えてピリピリしたムードになってしまうと、いつでも痛みのアンテナを張っている状態になります。するといつまでも痛みの存在感が強いままで、痛みを忘れる機会を失います。結果的にはまた痛みに翻弄されるようになってしまい、下行抑制系もうまく機能しなくなるのです。

痛みが改善してきているのであればおおらかに。痛みに寛容であってください。

周りにいる人にも変化を求める

第4章の後半で、痛みを訴えることで得られる心理的な利益について紹介しました。心理的な利益は他者から得られます。ご主人、奥さん、両親など、時には医療者も含めて。人間は他者と関係しながら生きていく生物です。無人島に一人で生きていたら、痛みを訴えることはあり得ないのです。ここから言えることは、自分に近い関係の人や一緒に生活をしている人、しょっちゅう顔を合わす人がどのようにあなたと接するかによって痛みが長引くこともあるということです。この本を読んでいる人は、この部分を近しい家族の人と一緒に読んでみるといいかもしれません。

185ページで奥様との関係性が変わったことで痛みの症状が改善したEさんの例を

紹介しました。実はEさんだけでなく、一般的に長引く痛みを持っている人は、診察室に一緒に来る人がキーマンになっていることが多々あります。

たとえば10代の男の子がお母さんと一緒に来る、そしてお母さんが息子さんの痛みの症状を何から何まで非常によく知っていて、痛みについて息子さんに聞いているのにお母さんが答えるなんて言うことはよくあります。

患者さんの症状と一体化しているのです。同一化とも言えます。このようなときは、お母さんがお子さんの痛みを長引かせる重大な要素になりかねません。昔の心理学の研究でも、近親者が患者さんの症状と同一化しているほど患者さんの痛みが長引くことが示されています。20代あるいは30代になっても親と一緒に来ることもあります。

同一化だけが問題なのではありません。第4章で「痛み」と「痛み行動」は違うと話しました。長引く痛みを持っている人の周りには、「痛み行動」を強化している人がいることが多く見られるのです。つまり「痛い、痛い」という痛み行動を、周りにいる誰かが助長しているのです。配偶者や、患者さんが若ければ両親のどちらかであることが多いです。

では、周りの人はどのようにしたら良いのでしょうか。

参考になるかもしれませんので、私たち医療者が長引く痛みの患者さんと接するときに心がけていることを話しておきましょう。痛みを抱える人の周りにいる人はぜひ取り入れてみてください。

まず、医療者が患者さんと向き合わずにモニターしか見ないというのではもちろん話になりません。患者さんはさまざまな感情を持って診察室に来ます。いつまで痛みが続くのかという不安、納得のいかなさ、やり場のない怒り、それらをしっかりと受け止めてあげる態度で接することが重要です。

では、なんでも患者さんの言うことにうなずいて同情することが良いでしょうか。答えはノーです。実は私たちが診察中に決してしないように努めていることがあります。それは患者さんの「痛み行動」に反応しないことです。患者さんは診察室でもさまざまな「痛み行動」をとります。「助けてください」「救ってください」といった言葉を聞くこともあります。またため息をついたり、落ち込んだそぶりをしたり、非言語的な痛み行動もあります。私たちは患者さんの身体的な問題に向き合います。不安にも向き合います。しかしこのような「痛み行動」には反応しない、それが私たち医師が気をつけていることです。

「かわいそうだね」「つらいよね」「何とかしてあげますよ」という雰囲気はみじんも感じさせない態度で患者さんと接します。冷たく聞こえるかもしれませんが、長い目で見ると患者さんの「痛み行動」を減らし、ひいては痛み自体を減らす有効な方法です。何でもかんでも冷たく接するわけではありません。痛み行動に付き合わない代わりに、患者さんが目標に向かって努力することに関して、全力で励ましています。

私は患者さんの家族の人にもこれと同じことを要求しています。患者さんの「痛み行動」に反応しないでください。目標を達成できるように、時には厳しくても、時には励ましてください。少し時間はかかりますが多くの家族の方がこれを実践して、痛み行動が減ったと感じてくれます。すると患者さん自身も前向きになり、生産的な行動がとれるようになります。

[1] 『Minimum amount of physical activity for reduced mortality and extended life expectancy: a prospective cohort study.』Wen CP et al. Lancet. 2011 Oct 1;378(9798):1244-53.

[2] 『Initial responses of articular tissues in a murine high-fat diet-induced osteoarthritis model: pivotal role of the IPFP as a cytokine fountain.』 Iwata M. et al. PLoS One. 2013 Apr 12;8(4):e60706.

[3] 『Smoking and Chronic Back Pain. Analyses of the German Telephone Health Survey 2003』 Monique Zimmermann-Stenzel et al. Dtsch Arztebl Int. Jun 2008; 105(24): 441–448.

[4] 『Mechanical factors influence the expression of endostatin--an inhibitor of angiogenesis--in tendons.』Pufe T. et al. J Orthop Res. 2003 Jul;21(4):610-6.

[5] 『Effects on neovascularization behind the good results with eccentric training in chronic mid-portion Achilles tendinosis?』Ohberg L., Alfredson H. Knee Surg Sports Traumatol Arthrosc. 2004 Sep;12(5):465-70.

[6] 『Comparison of physiciam、s advice for non-specific acute low back pain in Japanese workers: advice to rest versus advice to stay active』Matsudaira K. et al. Ind Health 2011: 49: 203-8.

[7] 『Physiological, psychological and performance effects of massage therapy in sport: a review of the literature.』 Hemmings BJ, et al. Phys Ther Sport, 2001, 2(4): 165-170.

[8] 『Synovial pathology in an ovine model of osteoarthritis: effect of intraarticular hyaluronan.』Cake MA., et al. Clin Exp Rheumatol. 2008 Jul; 26(4): 561-7.

[9] 『Persistent post surgical pain: risk factors and prevention』 Kehelt H. et al. Lancet 2006; 367: 1618-25.

おわりに

「私の痛みも治るのかも！」

そう感じていただけたら、この本の最初の役目を果たせたのかもしれません。ぜひ本書を活用して、ご自分で、あるいは医療者の方と一緒に、長引く痛みの原因を治すことに取り組んでみてください。対症療法ではなく、痛みの本当の原因を取り除いたとき、今までとは違う感覚があると思います。

今は痛みで困っていないという読者の方にも、本書を読むことで何かしらおもしろさを感じていただけたとしたら、この上ない喜びです。

この本でご紹介した「長引く痛み」の原因についての研究は、まだ世の中に浸透していない新しい考え方かもしれません。そこで、なるべく理解しやすいようにと思い、原因の説明に多くのページを割きました。ストレッチやエクササイズのやり方などは、本書でもポイントをご紹介しましたが、ほかの専門家の方々がお書きになった書籍なども、ぜひ参考になさってみてください。

世の中には、いまだに原因が解明されていない病気がたくさんあります。そして、治療方法が確立されていない分野がたくさんあります。例えば、「脚気《かっけ》」という病気は、ビタミンB_1の欠乏が原因で神経障害や心不全になり死に至ることもある病気ですが、その原因は、つい100年ほど前には解明されていませんでした（正しい説を唱えていた人はいましたが医学界の同意が得られていませんでした）。そして原因が解明されていなかった時代には、伝染病説、中毒説など、さまざまな原因説が流れ、そして同時にさまざまな治療法が行われていました。

「長引く痛み」の医学は、当時の脚気と同じような段階にあると言えます。さまざまな「原因説」が語られ、それに基づいた治療法だけでも、数えきれないほどあります。

もし長引く痛みの原因が解明され、「これが長引く痛みの原因だ」ということがはっきりして、その原因を取り去ることで必ず痛みが改善するのだということがわかったら、たくさんの理論や治療法がひしめき合うことはなくなります。

先人たちが重要な問題にひとつひとつ取り組んで解決に導いたように、たくさんあるこれらの病気にも、多くの努力と革新的なアイデアを通じて解決策が見出されていくのだと思います。今まで翻弄されるしかなかった疾患への治療がとても簡単になる、そういう進歩は少しずつ起こっています。少し大げさですが、この本もそのような医療の進歩に少しでも役に立てることを願ってやみません。

最後になりますが、本書の刊行のきっかけを作ってくださり、内容にもあたたかなアドバイスをくださったヒラタワークス株式会社の平田静子さん、そして、編集ばかりでなく執筆についての助言をいただいた宮廻 愛さんに心より感謝いたします。また、身重にもかかわらず、子育てをしながら執筆をサポートしてくれた私の妻に感謝します。

2015年1月

奥野祐次

長引く痛みの原因は、血管が9割

著者　奥野祐次

２０１５年２月25日　初版発行
２０１７年６月10日　４版発行

奥野祐次（おくの・ゆうじ）
１９８１年、長崎県生まれ、埼玉県出身。慶應義塾大学医学部卒業。２００８年、クリニカＥＴにて放射線科医としてカテーテル治療に従事する。２０１２年、慶應義塾大学医学部医学研究科修了、研究テーマは「病的血管」。Nature Medicine 誌をはじめこれまで複数の科学雑誌に論文を執筆。江戸川病院（東京都）にて関節の「長引く痛み」に対するカテーテル治療を専門とする。２０１４年より江戸川病院運動器カテーテルセンター・センター長。治療が困難とされた痛みを抱える患者さんを治療する傍ら、２０１１年よりかつしかＦＭのラジオ番組「僕はお医者さん」のパーソナリティーとしても活躍中。

発行者　佐藤俊彦
発行所　株式会社ワニ・プラス
〒１５０－８４８２
東京都渋谷区恵比寿４－４－９　えびす大黒ビル７Ｆ
電話　０３－５４４９－２１７１（編集）
発売元　株式会社ワニブックス
〒１５０－８４８２
東京都渋谷区恵比寿４－４－９　えびす大黒ビル
電話　０３－５４４９－２７１１（代表）

装丁　橘田浩志（アティック）
小栗山雄司
ＤＴＰ　平林弘子
企画　平田静子（ヒラタワークス）
印刷・製本所　大日本印刷株式会社

ISBN 978-4-8470-6079-3
ワニブックス【PLUS】新書ＨＰ　http://www.wani-shinsho.com